那把柳叶刀

——剥下医学的外衣

慕景强　著

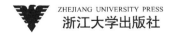

ZHEJIANG UNIVERSITY PRESS
浙江大学出版社

图书在版编目（CIP）数据

那把柳叶刀：剥下医学的外衣／慕景强著. —杭
州：浙江大学出版社,2012.12
ISBN 978-7-308-10787-7

Ⅰ.①那… Ⅱ.①慕… Ⅲ.①医学－普及读物 Ⅳ.
①R-49

中国版本图书馆 CIP 数据核字（2012）第 263992 号

那把柳叶刀——剥下医学的外衣

慕景强　著

责任编辑	张　鸽(zgzup@zju.edu.cn)
封面设计	钟恒波
出版发行	浙江大学出版社
	（杭州市天目山路 148 号　邮政编码 310007）
	（网址:http://www.zjupress.com）
排　　版	杭州中大图文设计有限公司
印　　刷	杭州杭新印务有限公司
开　　本	880mm×1230mm　1/32
印　　张	7.125
字　　数	192 千
版印次	2012 年 12 月第 1 版　2012 年 12 月第 1 次印刷
书　　号	ISBN 978-7-308-10787-7
定　　价	32.00 元

序

一直以来，我对医学史的兴趣在于猎奇，并无深入研究之欲，徒增谈资而已。经常在一起有话可谈的朋友中，本书作者慕景强先生是比较有趣的一位。他的趣处在于，他经常能够非常自然地把历史和现实糅合在一起，并间杂调侃自嘲于其中。

其实在我看来，医学史研究是一件非常枯燥乏味的事情，尤其由于我本人从事的互联网行业发展太快，在摩尔定律的万丈光芒下，几无"历史"二字可言，每天扑入眼帘的都是新鲜的，令人目不暇接。但有时静下心来细想，却总能在旧事物中看到新事物的痕迹，就像从老爸身上看到儿子的禀性一样。想必医学史的研究也是如此，能够从历史谈起，并结合现今情况，实属不易。首先要对史料了然于心，其次还要对现实社会有所洞察，才能结合自如，没有人工雕琢之痕。而最重要的是，要有一颗善于观察和总结的心。

但具备这种能力的人确实太少，医生每天忙于诊病治疗，无暇他顾；医学生则考研、读博、攻 SCI，更是焦头烂额。偏偏慕景强先生出身医学院校，主攻医学史方向，为人又阳光开朗，每天生活简单平静，

1

在这纷繁浮躁的社会中倒是比寻常人等多了一份定力和从容。他又是一个非常热爱生活的人，驴友、烧烤、骑行、川藏线、大西北……都是他的个性标签，豁达于外，心细于内。也许只有这样的人才能写出这样的书来，令人享受"悦读"之乐。

当然，对于书中一些现实社会情况的描述仅是慕景强先生个人的体会，我也并不能完全同意他的一些说法。但生活本来就是多彩多姿的，每人都有自己的观点，君子和而不同，以不同为乐趣，才更有谈资。你看，我又说"谈资"了，可见我自己也是乐在其中的。

祝愿每位读者都能在本书中找到属于你自己的快乐。

丁香园网站创始人

2012 年 12 月

前言
不堪的医学史

这是一组医学史科普小文章的集结。

为什么写起医学史科普文章来？这还要追溯到2005年。那一年，我刚刚从华东师范大学毕业，工作也随之调动到了杭州。一天，《健康报》编辑吴卫红女士电话找到了我，当然她是通过朋友、同学辗转找到我的。她说，鉴于目前医患关系紧张、医学生及医学从业人员人文素养缺失、民众的医学（史）常识缺乏等原因，考虑在报纸上增加一个栏目，主要内容就是以通俗易懂的语言介绍一些医学史知识，最主要的是要考虑读者对象，不要写得太专深，能够有讲故事娓娓道来的感觉最好。吴卫红说她已经物色到了几个作者，为了使栏目文章更加丰富和多样化，并保证"供应"，希望"专业"出身的我也加入进来。

其实本书所选的文章是前后三四年的专栏文章集结，绝大多数在《健康报》发表过。由于报纸篇幅有限，当时我最初提供给《健康报》编辑的稿件一般有两三千字，甚至更长，而编辑一般会删节至一千多字,甚至更少。所以,当时一直不甘心,希望有朝一日足本见人。这次集结出版,就是很"诱惑"的未删节版。

在报纸上开设和历史有关的专栏是要冒一定风险的,报纸大多以提供时鲜的新闻为主,读者很少有喜欢到报纸上去读史的,看过即过时。

不得不说吴卫红女士是有魄力、有胆量的。

虽然自己也是一名编辑,文章倒是经常写,也经常看,但我当时并没有给报社写专栏文章的经验。

医学史,新开的专栏,太多的题目可选了。我选择的第一个主题就是介绍手术刀的历史,因为不论医生还是普通民众,手术刀都是很熟悉的医疗器具。虽然只有外科医生才会经常接触手术刀,不可否认,手术刀绝对可以代表医生的身份,绝大多数民众可能没见过手术刀,但并不妨碍他们把医生称为"玩手术刀的"。

即便是现在你去问一个专业外科医生,他也不一定能很准确地说清楚手术刀发展的来龙去脉,因为对于他们来说,知道手头使用的、最先进的手术刀如何用就可以了。

查找资料的过程也是学习的过程,认真学习后发现,历史还真的很好玩,竟然有好事者考证出,最初的手术刀是用石头做的,称砭石,几乎要把手术刀的历史追溯到石器时代了。当然,国外后来还出现了铜制的手术刀。当然也有许多问题值得我们去思考,好事者也可以去钻牛角尖,比如,华佗当年给关羽刮骨疗毒用的是什么样的手术刀,和现在的手术刀有什么区别?关羽当时镇定自若是强忍痛苦以显示英雄气概,还是华佗给他用了麻药,根本就不疼?于是,探寻麻醉的发展历史,便成了我之后的选题。

不知为什么,我当初固执地把"那把柳叶刀"作为第一篇专栏文章的标题，就像现在，我一定要把"那把柳叶刀"作为本书题名的一部分一样。

最初的一些选题延续了手术刀（工具）的思路，后来接连写出的有注射器、血压计等等。随后又开始关注医学科技进步，逐渐也就有了透析、麻醉、白内障、试管婴儿等一系列文章。有时也会对医学史上一些有影响的事件进行回顾，并会联系现实进行评述，典型的如地震救灾、废除中医案等。

针对当下社会上出现的一些医疗现象或者医疗事故，我也会写一些以史鉴今的评述文章，典型的有医改、医生读书、人文关怀等问题。

人们大多有猎奇心理。在写作过程中，也有一些相对另类的选题，如减肥的历史、鱼刺卡喉治疗的历史、避孕套发展史等，我把这些文章统称为另类的医学史。

医生职业是神圣的，因为他治病救人。但近几年医生似乎多受诟病，社会上也多以医患关系紧张为题加以渲染。医学专业精深，普通人当然对医学术语一头雾水，似乎一进入医院就有听天由命、任人宰割之感。这里面，抛却确实存在的极小的一部分害群之马搞坏了风气不说，很大程度上是社会大环境、医患之间不信任、信息不对称所致。

历史很神奇，读史可以使人明是非。我不想吹嘘自己这本书是灵丹妙药，看了之后医患间马上相互理解，关系和谐，但互相了解之后，才能增进感情，进而互相理解。就好比，一对密友，之所以称为密友，是双方都知道对方的底细，无话不谈，知根知底，坦诚相待，所以才成了密友。

医患间不能成为密友，是因为医生对患者的一切（主要是病情）

都很了解(不了解可以问,当然了,还有那么多高精尖的仪器甚至能看到你骨头里有什么);而患者对医生(医学)几乎什么都不知道,医生也不太可能在短时间内向患者说明白其所涉及的医学知识。

本书号称"剥下医学的外衣",让普通人能够了解医学的底细,让患者能够看到医学"光鲜"辉煌的外表下的那么"不堪"的历史。就好比,你(医生)了解我那么详细(病情),这下,我也知道了你的小秘密,我们就有了互相交流、理解的基础,进而成为密友也未可知。

慕景强

2012 年 12 月 8 日 杭州

目　录

Chapter 1　史海钩沉

Chapter 2 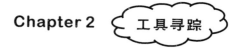 工具寻踪

Chapter 3 科技的脚步

Chapter 4 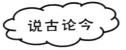 说古论今

Chapter 5 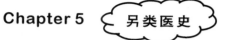 另类医史

Chapter 6 大 史 记

Chapter 1

史海钩沉

西医来华最初的尴尬

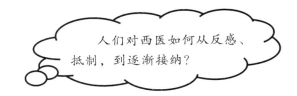

人们对西医如何从反感、抵制，到逐渐接纳？

　　说到最早，西医至少在明朝已通过一些西方天主教传教士传到我国。由于这些传教士在中国接触的范围也很有限，所以当时的西医在我国影响并不大，主要的原因是当时西医还不具备现代医学的特征。西医学大规模地传入我国，是在19世纪中叶，特别是鸦片战争以后。这时的西医学本身已经历了重大的发展和变化，它已成为奠基在近代自然科学技术基础上的一门综合性科学，以科学实验和分析为主，这都为其大面积传播做好了技术上的准备。

　　但在最初，西方医学的实践曾经在中国民众中引起过很大的反感，国人是抱着抵制的心理的。例如西医中极为平常的人体解剖，被中国民众认为是不必要的和几乎不能接受的。中国人能够接受的观念是：一个有行医资格的医生仅靠查验患者的脉搏就能诊断出病情；或者当患者在一个小型的象牙人体模型上指出不舒服的部位后，医生就能确定其病因。另外，外科手术也没有被接受，民众相信一个人若是在一生中截肢或残废，会将这种不幸带入阴间。民众对西医的怀疑导致了各种错误谣言甚至纠纷的发生(参见因东西方观念差异而引发的"天津仇教案",本书第 11 页)。

在初期西医遭遇抵制的时期,传教士通过免费等手段,首先在贫民中打开缺口,逐渐消除人们的戒心。相对于古老而见效缓慢的中医,手术的神奇和西药的速效,逐渐使人们的心理防线消退,并且开始向西医靠拢。历史证实,人心的向背往往会成为事情成败的关键因素,于是,西医在我国的发展便水到渠成,并且后来者居上,势头和规模逐渐超过了传统的中医(当然,这其中的原因除了西医固有的优势外,国民政府对中医的人为扼杀也起了推波助澜的作用。此话题暂按下不表)。西医因为其医疗效果明显,在中国社会上广泛传播,并很快在中国站住了脚。这时,西医在临床方面最主要的阵地是外科以及与外科相关的眼科、妇产科等。那些精明的传教医生看准了中医在这方面的弱点而充分发挥其长处。于是,人们对西医从反感、抵制,到逐渐接纳。其实任何新鲜事物出现在人们面前时,人们大多怀有戒心,用惊奇的眼光远远地观察着,慢慢地,当发现没有什么危险之后,在好奇心的驱使下,便逐渐地靠近,伸手轻轻试探、触摸、把玩不停,最后开始喜欢、欲罢不能。

反观我们现在屡受诟病的医患关系,似乎又回到了西医最初来华的尴尬阶段,只是当时人们怀疑和担心的是西医的技术与效果,而现在怀疑和担心的更多是"手术刀"的锋利程度罢了。

牛痘与天花

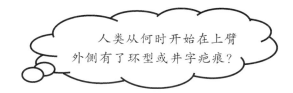

人类从何时开始在上臂
外侧有了环型或井字疤痕?

　　我国民间有俗语说:"生了孩子只一半,出了天花才算全。"传说
中,清朝顺治、同治皇帝死于天花,而康熙皇帝一脸麻子也是天花留
下的痕迹,可见当时天花危害之严重。现在许多成年人的上臂外侧
会有两三个环型或井字疤痕,就是小时候种痘预防天花留下的痕迹。

　　天花是一种由滤过性病毒引起的烈性传染病,得病后死亡率极
高,一般可达 25%,有时甚至高达 40%。存活者也会留下永久性的
疤痕或失明。天花的历史可以追溯到古埃及,有科学家称在木乃伊
上发现了感染天花留下的痕迹。天花的历史很长,但行之有效的预
防天花的方法——种牛痘的历史却相对短些。

　　牛痘法是受中国的人痘法的启发而发明的。人痘法(人痘接种
术)相传创自我国宋代,虽然早期有一定的危险性,但后来逐渐成熟,
效果很好。1717 年,中国的人痘接种术传入土耳其。英国公使夫人
蒙塔古在土耳其学得人痘接种术,为子女和皇家子女接种人痘以预
防天花,由此人痘接种术便传入了英国,且流传了 40 年。英国的一

个乡村医生琴纳（Edward Jenner，1749—1823 年）小时候也种过人痘，后来他在行医过程中，从挤牛奶的妇女那里知道：得过牛痘后就不会再生天花了。琴纳由此得到启发，想到这可能是牛痘使她们对天花产生了抵抗力。于是在 1796 年 5 月 14 日，琴纳第一次从正在患牛痘的挤奶女孩手上，沾了一些痘浆接种到一个八岁的未患天花的男孩手臂上，接种部位生了一个典型的牛痘。六周后琴纳特意给这个男孩接种天花痘浆，结果这个男孩安然无恙，证明他对天花有免疫力。后来，经过反复试验，证明接种牛痘后确实能预防天花。由此发明了琴纳种痘法，也就是著名的牛痘法。

有记载的西方医学技术第一次输入中国，便是由第一位来华医生——英国的皮尔逊于 1805 年在广州引入琴纳种痘法。皮尔逊医师是英属东印度公司的医官，写过一篇《种痘之理论与技术》的文章，当时由其徒弟丘浩川翻译成汉语，名为《引痘略》，在 1817 年刊印发行，此后，种痘术便在社会上广受欢迎。皮尔逊在华致力于种痘 27 年，受种人数达百万，在他离华前，这一技术在广州几乎普及，而且还远播他省，最远还到了北京。

令人欣慰的是，正是靠这种先进疗法，1977 年，最后一例自然发生的天花患者在索马里被治愈。1980 年，世界卫生组织宣布天花已在全世界被彻底消灭，这是人类与传染病的斗争中所取得的最辉煌战果。

回忆与天花斗争的历史依然带给人们惨痛的记忆。虽然自然天花已消失，但世界上还有少数几个实验室保留有天花病毒。某些动物的天花病毒与人类很相近，有感染人类的可能，我国也仍储备有一定数量的疫苗，以防万一。

旧中国一次未能成功的"公医制"探索

20世纪30年代，在中国的城市里，穷得在医药上一分钱都掏不出的人已达25%，农村则达37%。

在中国，医生私人开业是有悠久历史的。中国的传统医学（中医）在几千年的发展中就以私人开业为存在形式。现代医学（西医）在中国兴起（20世纪初）之后也受中医的影响，大多数西医毕业生选择了私人开业，而社会上的医院则主要是私立医院和慈善（国外教会所办）医院。后来情况逐渐发生了变化，其原因是中国当时的社会现实：20世纪30年代，在中国的城市里，穷得在医药上一分钱都掏不出来的人已达到25％；农村则更加严重，达到了37％。面对这样的情况，单纯依靠有限的慈善医药是根本无法解决问题的，商业式的医学就更不要说了。于是，有人提出了"公医制"。

"公医制"的提法是相对于医生私人开业和商业式的医学而言的，可以理解为公共医疗体制。据资料记载，公医制最早（约1785年）始创于奥地利首都维也纳，当时服务范围仅限于预防流行病与颁布卫生法规及禁令，并无医师或卫生官执行，只是由警察负责，因此有卫生警察的设置。正如有人考证出足球运动起源于中国一样,有阿Q式的好事者也考证出"公医制"思想在中国古已有之,而且还久远到"礼治天下"的周代。研究者还提供了原始文献——《周礼·天官》中记载:"医师掌医之政令,聚毒药以供医事;凡邦之有疾者,有疕疡者造焉,则使医分而治之,死终则各书其所以而入医师,岁终则稽其医事,以制其食,十为全上,十失一次之,十失二又次之,十失三再次之,十失四为下。"大有"考据学派"遗风。

还是回到20世纪30年代的现实吧!当时,欧洲"公医制"已经在逐渐推行,而且推行的范围越来越大。1937年前后,中国新医(相对于传统中医而言,舶来的西医当时被称为新医)数目太少,这是不争的事实。英国当时每800人有一名医师,美国每1000人有1名医师;而中国则每3万人才有1名医师,且多集中在少数的几个大城市,比如上海就占了22%,即便在大城市也并非都能普及。如同当下,医科毕业生绝大多数被大城市所吸引,宁愿在城市中挣扎生存,也不愿意到乡村去。确实,在乡村行医,困难更多。据当时的一项调查,1万个农民平均每年所能支出的医药费之和才能供养1名医生,我们无法想象由1人担任1万个人的医生的情形。

那么如何解决人口众多而医生极少的矛盾呢?"公医制"便进入了有识之士的视野。

危难当前,领袖人物的视野、能力、魄力及影响力是至关重要的,民国时期著名的医学教育家颜福庆审时度势,提倡"公医制",不计功利,为社会、为人民服务。民国时期另一位医学教育家伍连德博士则认为,在中国当时的情况下,从理论上探讨"公医制"的可行性已没有必要,所需要的是切实可行的办法,他认为主要障碍在于适当人才的缺乏。于是在两位有识之士的组织和带领下,"公医制"进入了试行阶段：必须要做的就是"公医制"组织的建立和人才的培训。首先，他们认识到，中国现代医学的发展仅仅依靠外国是不行的（最初的医学教育及医院都是由外国传教士带来并把持着），必须走独立自主的道路，创建自己的医学院校。到1935年，就已创办了四所国立医科大学。其次，由于中国现代医学最初完全是私人性质的，进而还出现了教会医学社团组织，如中国博医会等，中国人逐渐意识到医学教育主权的重要性，认为政府应该对医学教育的发展负起责任来，小诊所、私人组织，不论是外国人开的还是中国人开的都必须受政府的统一管理。另外，为了使学生安心学业，毕业后能为国家医学事业服务，应该免收学费，做长远规划。

在医界人士的不懈努力下，民国政府终于在1940年公布了公医制方案——《公医学生待遇暂行办法》（简称《办法》）。《办法》强调对公医生免收各种费用，并指定四所院校先行试办，对其余院校的公医生名额进行了限制。《办法》中还规定了学生需填写志愿书，若因无故退学等原因离校将追缴学费，并规定了毕业后服务期限及服务办法。民国政府又于次年公布了《医学生服务暂行办法草案》，对公医生的具体待遇做了规定。

国外成功经验加中国现实情况分析，再加有识之士的倡导和政府的支持，我们似乎应该得出"成功"结果，可现实很残酷，"公医制"失败了！

成也萧何，败也萧何，中国农村人口基数太大，医疗状况恶劣，这既是"公医制"提出的动因，也是"公医制"难以取得实效的最大障碍。时局动荡，战争不断，政令屡易，经费不足，这才是"公医制"最终破产的根本原因。当然，"公医制"本身的理想化色彩也是其失败的原因之一。

　　反思现在的医学教育及医疗现状,存在一个不争的事实:广大农村及边远地区的医疗状况依然堪忧,而我国 80％左右的人口生活在这类地区,每年虽然数以万计的医学毕业生走出校门,但由于待遇及生活条件艰苦等原因,进入农村及边远地区的医学毕业生极少。很显然,现在依然是一个需要"公医制"的时代!

中国西医史上的
"天津仇教案"

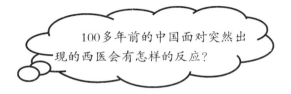

100多年前的中国面对突然出现的西医会有怎样的反应?

　　前些年有一部名为《刮痧》的中国电影,故事背景是在美国,主人公(华人)的父亲为生长在美国的孙子刮痧治病,因刮痧后在背部留下通红的刮痕而引起美国儿童保护组织误会,被认为是虐待儿童。相信看过该片的朋友对片中中美文化不同所产生的种种误解有所感触。在信息传递、文化交流如此迅捷、频繁的今天尚且有此,100多年前的中国面对突然出现的西医又会有怎样的反应呢?

　　在正史中,有这样一个事件:"咸丰十年(1860年),英法联军强迫清政府签订《北京条约》后,法国天主教在天津望海楼设立教堂,吸收恶棍入教,拐骗人口,强占民地,激起民愤。1870年6月21日,天津人民因育婴堂虐死婴儿数十名,聚众到教堂说理。法领事开枪伤人。群众怒不可遏,打死领事,焚毁法、英、美教堂及法领事署。事件发生后,清政府派曾国藩等到天津查办,他们主张避战求和,对侵略者屈服,将爱国人民当作凶手惩办。"

宗教最初来华,是以西医为开路先锋的,但由于民众的认识程度有限,宗教经常被认为是事件的主要原因。容闳[1]分析了1870年发生在天津的仇教事件,认为:事件是因为当时北方人民大多"强悍而无识,迷信而顽固",产生误会才引发的。容闳进一步分析了事件的根源:"天津有恶俗,贫民无力养其子女者,恒弃之道旁,或沉溺河中。天主教僧侣,怜其无辜,乃专事收育此等弃儿,养之医院,授以教育,稍长则令其执役于教会之中。"这本来是一项慈善事业,却被一些无知者以讹传讹,最终竟然在社会上流传说,"教会中人取此弃儿,藏之医院及教堂中,将其以配药剂或则作为祭祀之贡献品……",后来便"……杀毙教中法国男女僧侣无数"。

这两段不同的说法,我们联系当时的国际政治形势、国内民众状况以及基督教的精神不难做出判断。首先容闳的分析是有道理的,所谓将婴儿"作为祭祀之贡献品"及"虐死婴儿"等事多半是杜撰或因误解而生的。因为西方列强强迫清政府签订不平等条约,教会"强占民地",民众便由此仇恨传教士,简单的事情或被一些无知者以讹传讹,或被一些人恶意传播,至于后来发生了仇教事件。曾国藩的处理当然是迫于来自朝廷和帝国主义侵略者等方面的多重压力,考虑大局的官场行为。

教会医院收养弃儿,医治贫病,有些患者医治无效死亡也是正常的,"仇教"事件最多可以定性为医疗纠纷。想想现在的医学、医疗技术不知要比100年前先进多少倍,不要说医治无效死亡了,各种原因的医疗事故不也经常见诸报端吗,倒是政府和医院处理此类事件的方式和当年还有几分相似!

---

〔1〕 容闳(1828—1912年):广东珠海人,1847年赴美求学,三年后考入耶鲁大学学习法律,为中国首位留美学生。回国后,容闳倡导并主持幼童留美计划,开创了中国官派留学教育的先河,被称为"中国留学生之父"。

中国历史上地震救灾中的
医生影像

> 魏宣武帝所派出的以太医和折伤医为骨干的医疗队携带医疗器械和药品,直奔地震灾区,投身抗震救灾工作。

　　救死扶伤是医护人员的天职。特别是大地震发生后,医护人员是地震现场最需要的救援人员之一。其他救援人员当然也非常重要,比如抢险队、消防官兵等,但受伤者从废墟中被救出来后,就是医护人员发挥专业特长的时候了。

　　2008 年 5 月 12 日 14 点 28 分,四川省汶川发生地震后,央视最早发布的地震消息是在 15 点 32 分,当时公布的震级为 7.6。可以判断,最先进入地震现场施行医疗救援的一定是地震当地医院幸存者组织的医疗队,他们迅速组织起来就地救援。而第三军医大学医疗队则是第一支到达地震地区的外地医疗救援队伍,他们于 13 日凌晨 6 时到达德阳市。随后,全国各地都组织起医疗队陆续进入各个灾区。5 月 16 日 17 时 30 分左右,包括医生在内的第一批俄罗斯救援队驰援地震重灾区之一的绵竹市,这也是新中国历史上第一次有国际医疗队参与本国的救灾行动。

　　毫无疑问,地震的历史应该比人类的历史还长。中国属于地震发生比较频繁的国家之一,也保留了最为丰富的地震史料。《竹书纪年》中写道:"夏帝发七年(公元前 1831 年)泰山震。"这是世界上最早的地震记载,距今已有 3800 多年。即便在科技已高度发达的今天,地震也难以预测,因此,地震史料中更多的是描述震后及救灾的,并且逐渐建立了一套及时的救灾制度。发展到清朝,这套救灾制度已经成为一个环环相扣的系统,几乎涵盖了救灾工程的各个方面。比如:第一步要报告灾情;第二步要统计受灾范围和受灾人口;第三步才是赈灾,这已经具备了现代救灾工作的雏形。

　　古代的赈灾措施不尽相同,最常见的抚恤措施是减免受灾地区的徭役、赋税。救灾当然少不了医疗队,可查的文献中关于地震救灾中医疗队的记载并不多,我们也就无法全面了解古代地震救援中对于医生是如何规定的,医生又是如何开展工作的。幸运的是历史上有一段关于皇帝派遣医疗队伍前往灾区救治的记载,我们姑且把它称之为历史上第一支抗震救灾医疗队。

　　北魏世宗,即北魏宣武帝拓跋恪,他的汉名叫元恪,是魏孝文帝拓跋宏第二个儿子,在位 17 年(公元 499—516 年)。这位皇帝虽然很短命,政绩也乏善可陈,但他做了两件名垂青史的事:一是对宫内,他废除"立子杀母"的残忍制度;二是对民间,他主持挖掘民间药方,普及医学常识,组织人力编写出了反映当时临床水平的医书《药方》35 卷。古代疫情频发,世宗经历了几次重大疫情后,注意吸取教训,加强了日常防疫工作,以应对突发疫情,还专门设立了慈善医疗机构(相当于现在的疾控中心),由政府统一管理。

　　公元 512 年 5 月 23 日,大同周围发生了一次特大地震灾害,受灾面积之大,受灾程度之惨,令魏宣武帝十分震惊。根据记录分析,这次地震的震级足有 8 级,伤亡十分惨重,并且地震后瘟疫流行。灾情就是命令,救灾先救人,宣武帝立即召集重臣商量抗震救灾事宜,把选派优秀的医务人员当作首要任务。他考虑的第一个问题就是,哪里的医务人员技术最先进?哪里的医务人员最容易召集到?思来想去,他想到了宫中太医和部队医生,当时就下诏:"肆州地震,陷裂死伤甚多,宜加疗救,可遣太医、折伤医并给所须之药,救治之。"一声令下,中国历史上第一支国家级抗震救灾医疗队成立了,这次地震中魏宣武帝所派出的以太医和折伤医为骨干的医疗队携带医疗器械和药品,直奔地震灾区,投身抗震救灾工作。

令人感动的是,这支医疗队和现在的一样,为灾民治病完全是免费的。

梧桐树下的誓言

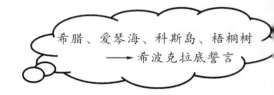

希腊、爱琴海、科斯岛、梧桐树
——→希波克拉底誓言

　　希腊、爱琴海、科斯岛、梧桐树，看到这几个词同时出现，绝大多数人马上会联想到旅游、爱情、浪漫等场景。如果把这几个关键词组合在一起，在"Google"或"百度"中进行搜索，所有的搜索结果几乎都与旅游、爱情、浪漫无关，结果齐齐地指向同一个人、同一件事——那就是被誉为"西方医学之父"的希波克拉底及其誓言。

　　在美丽的爱琴海东南一隅，罗得岛西北还有一座小岛——科斯岛。岛上的历史遗迹除了一座古城外，还有古城外的一座清真寺和一颗巨大的法国梧桐树。但就是这棵梧桐树，一棵生命力旺盛的梧桐树，给医学界乃至整个人类带来了一片道德绿荫。传说在公元前5世纪末，希波克拉底曾经在这棵梧桐树下讲学。之后，希腊立志从医的年轻人都要在这棵梧桐树下宣誓，那段誓词就是希波克拉底誓言。这棵树现在已成为游人特别是医务工作者景仰的"活着的历史文物"。

　　希波克拉底（Hippcrates，公元前 460 或 459—前 377）便出生在科斯岛上。他父亲是一位医生,也是他的医学教师。也许是家庭环境与个人经历方面的原因,希波克拉底从小便立志于医学,他从父亲那里学到了医学知识,并且四处旅行,广泛涉猎的同时也行医、传播医学知识。后来,希波克拉底在岛上创建了一所医科学校。

希波克拉底被称为"西方医学之父",这当然不仅仅是因为他创建了一所医科学校。古希腊文明在医学方面的成就非常突出,希腊医学的黄金时代就是以希波克拉底学派的兴起为标志的。医生兼名师的希波克拉底领导着当时的学派和医生,他超出了僧侣医学,也超出了经验医学,他提出了新的研究方法和新的观念,使自己成为"西方医学之父",也成为人类医学史上最伟大的人物。

希波克拉底之所以伟大,还在于他提出了行医的职业道德准则并身体力行。他认为医生应服务于患者,"医生的岗位就在患者的床边"。他最早地把关于医生职业的道德标准(即后来所说的职业道德)以誓言的形式用文字记录的方式完整地表现出来,即后来所谓的"希波克拉底誓言"。

最初,这段誓言只是希波克拉底个人的行医道德自律准则,后来便成为他所创办的那所医科学校的校训。随着希波克拉底影响的扩大,这段简短朴实的誓词成为千百年来医生们遵守的道德自律原则,而且它远远不限于科斯岛上,它还超出了希腊,扩散到罗马,一直到今天的全世界,传承了 2400 年。作为职业道德圣典,希波克拉底誓言的规范作用又远远超出医学界。今天,希波克拉底誓言几乎成为职业道德、事业良知的代名词。

1949 年,世界医学会(WMA)在希波克拉底誓言的基础上,颁布了一个《国际医德守则》。这个守则共分三个部分:医生的一般职责;医生对患者的职责;医生对医生的职责。令人遗憾的是,这个《国际医德守则》一直没有在我国得到执行,甚至许多医生不知道有这样一个医德守则。

附《希波克拉底誓言》汉译全文:

医神阿波罗·埃斯克雷彼斯及天地诸神作证,我——希波克拉底发誓:

我愿以自身判断力所及,遵守这一誓约。凡教给我医术的人,我应像尊敬自己的父母一样,尊敬他。作为终身尊重的对象及朋友,授给我医术的恩师一旦发生危急情况,我一定接济他。把恩师的儿女当成我希波克拉底的兄弟姐妹;如果恩师的儿女愿意从医,我一定无条件地传授,更不收取任何费用。对于我所拥有的医术,无论是能以口头表达的还是可书写的,都要传授给我的儿女,传授给恩师的儿女和发誓遵守本誓言的学生。除此三种情况外,不再传给别人。

我愿在我的判断力所及的范围内,尽我的能力,遵守为患者谋利益的道德原则,并杜绝一切堕落及害人的行为。我不得将有害的药品给予他人,也不指导他人服用有害药品,更不答应他人使用有害药物的请求。尤其不给妇女施行堕胎的手术。我志愿以纯洁与神圣的精神终身行医。因我没有治疗结石病的专长,不宜承担此项手术,有需要治疗的,我就将他(她)介绍给治疗结石的专家。

无论到了什么地方,也无论需诊治的患者是男是女、是自由民是奴婢，对他们我一视同仁，为他们谋幸福是我唯一的目的。我要检点自己的行为举止，不做各种害人的劣行，尤其不做诱奸女患者或患者眷属的缺德事。在治病过程中，凡我所见所闻，不论与行医业务有否直接关系，凡我认为要保密的事项坚决不予泄露。

我遵守以上誓言，目的在于让医神阿波罗·埃斯克雷彼斯及天地诸神赐给我生命与医术上的无上光荣；一旦我违背了自己的誓言，请求天地诸神给我最严厉的惩罚！

民国时期的两次"废除中医"事件始末

> 如果中西医各自作为一门学科（甚或科学），能够心平气和、冷静客观地进行纯粹学理上的讨论，相信中医、西医都会有一个确定而美好的未来。

2006年4月，中南大学的张功耀教授，以一篇《告别中医中药》的文章提出反对中医中药的观点，他认为应该"让中医退出国家医疗体制，回归到民间"，这一提议得到不少人的支持，当然反对者也众多，从而引发了新一轮关于中医药存废的争论。这场争论从网络到报刊、电视，从民间到官方，直到现在似乎依然没有平息的迹象。但争论一开始所掺杂的科学主义、国粹主义及民族主义情绪逐渐在削弱，双方已开始更加理性地对待这次争论了。

有些人可能会问：好好的中医和西医，一直相安无事，怎么就"你死我活"地争起来了？事实并非如此，自100多年前西医进入中国以来，中、西医经历了短暂的"蜜月"阶段后，时断时续、大大小小的争论就没有停止过。2006年之前，中西医之间至少已经历了3次比较大的争论事件,分别是:1912 年的"漏列中医案";1929 年的"废止中医案";1950 年的"改造旧医案"。下面着重记述民国时期发生的两次争论。

19 世纪末,国门被西方列强用武力彻底打开,经由最初的籍医传教的迂回曲折后,西医终以其先进的制度体系、技术水平以及教会医生所体现的人文关怀,逐渐赢得了国人的普遍认同。于是,中国社会出现了中西医并存的格局,中医也遇到了真正的对手,这也就拉开了近代史上中西医之争的帷幕。到了民国初年,大批医学留学生的回国,加速了西医本土化的趋势。由于社会民众的西医观念逐步建立和深入,西医以其先进的管理、技术等在中国进一步确立文化优势。中医是中国传统文化的载体之一。而近代中国的社会转型、欧化思潮、反传统主义及"五四"新文化运动中的激进主义思潮的产生,是导致废止中医思想出现的社会和文化原因。不可否认,中医的衰落与其自身学科体系上的弊端也有直接关系。另外,日本的社会进步及在明治维新时期成功废除汉医的先例,直接影响了近代中国大批的留日医学生,客观上也造就了一批有废止中医思想的代表人物,比如 1929 废医事件的主要人物余云岫。

历史上最早提出"废止中医"观点的是清末著名的国学大师俞樾(1821—1906 年)。俞樾本人对中医药很有研究,并能开方治病。有研究者认为,俞樾这一思想的最初产生具有一定的偶然性,说是因为时运不济、家境的灾难、中医药的无助,使得俞樾怀疑甚至迁怒于中医药才有感而发的。俞樾的核心观点是"医可废,而药不可尽废"。俞的这一思想主要体现在他的两篇著作《废医论》和《医药说》中,这对后来学界废止中医思潮甚至政界都产生了巨大的影响。这一观点亦和近些年来张功耀、方舟子等人主张的"废医验药"隐约可以看到师承关系。

1905 年废除科举。1912 年教育部主持新学制改革,医学教育上全面推行西医,当时教育部部长汪大燮决心废止中医,不用中药,教育界首先向中医开刀。但政府并没有采取急风暴雨式的扫除,而是采取不予理睬的遗弃政策,让其自生自灭。具体体现就是在当时政府颁布的《中华民国教育新法令》中没有把中医药列为教育学科,只提倡开设医学专门学校(西医)而没有涉及中医。北洋政府的理由是中西医"致难兼采"。这就是著名的1912年教育部"漏列中医案",由此拉开了中国近代史上中西医争论的大幕。

"漏列中医案"的消息一经传出,立刻引起了全国各地的中医界人士的强烈反响。以上海为首,连同全国19省市中医药界人士组成"医药救亡请愿团"于1913年11月23日赴京请愿,恳请提倡中医中药,准予另设中医药专门学校,但遭到汪大燮的拒绝。但迫于来自中医药界及社会舆论越来越大的压力,北洋政府教育部在1914年初答复请愿者,基本上同意了全国医药救亡团的要求,暂缓对中医学校课程的议定,也就是说,原则上允许设立。表面上,请愿取得了胜利,但请愿的核心要求——另拟中医学校课程并未兑现。

随着西医势力的迅速扩张,政府无论在态度还是在政策上都开始倾向于西医,中医界隐隐地感觉到一次更大危机的到来。于是,1925年,中医界再次动员社会舆论向政府施压,争取将中医药列入学科体系。时任北洋政府教育总长的章士钊并未理会这次请愿,这也促使废医派和保医派矛盾的进一步升级。这时候,中西医争论历史上一个重要人物,亦是1929年废止中医案的领袖人物——余云岫出现在历史前台。

余云岫(1879—1954年),名岩,浙江镇海人。早年两度赴日本留学,毕业回国后先后任公立上海医院医务长、中华民国医药会上海分会会长、国民政府内政部卫生专门委员会委员等职,后曾开业行医,在医政两界都颇有影响。余云岫在日本留学期间,日本医学的全新发展使他深受启发,加之俞樾废医论思想的影响,回国后余云岫踌躇满志,开始了他雄心勃勃的医学改革——首先"革中医的命"。这也使他成为废止中医派的领袖和化身。

其实,自 1925 年以后,中西医界的争论已逐渐由学理讨论泛化为意识形态争论。而在西医界看来,中医已经故步自封、不可救药,必须加以废止。在科学主义高扬的思想背景下,难以为近代科学所证明的中医,同样难以在科学上找到依据,因而也就不具备合法性。于是,废止中医便成为合乎逻辑、合乎时代潮流之事。

1929 年 2 月,国民政府卫生部召开第一届中央卫生委员会会议。围绕着"废止中医"问题,余云岫、褚民谊等人先后提出了《废止旧医以扫除医事卫生障碍案》等四项相关议案,措辞激烈,目的在于彻底根除中医生存的基础。考虑到余云岫等人的提案过于激进,中央卫生会议最后通过的废止中医案——《规定旧医登记案原则》中的实施办法则显得和缓了许多。该议案规定了废止中医的三条原则:"甲:旧医登记限至民国十九年为止;乙:禁止旧医学校;丙:其余如取缔新闻杂志等非科学医之宣传品及登报介绍旧医等事由,卫生部尽力相机进行。"1929 年 2 月 26 日,上海《新闻报》率先公布了此事;3 月 2日,余云岫主编的《社会医报》出版中央卫生委员会特刊,公布废止中医案,这便是著名的 1929 年"废止中医案"。

余云岫提案一经公布,立即遭到了以陈存仁、张赞臣为代表的上海中医界的强烈反对,也引起社会各界的强烈反响。中医界之抗议举动,得到了上海各大报馆的同情,各大报馆陆续发表社评,给予舆论支持。上海其他社会团体也予以支持和声援,对卫生部及中央卫生会议猛烈抨击,促其收回成命。主张废止中医的余云岫、胡定安等,纷纷在各大报刊上发表废止中医的言论,回应中医界的批评。争论充满了火药味,并上升到政治意识形态的层面。废止中医问题,已经不是简单的"学理讨论",而成为一种令人关注的"社会问题"。天津、杭州、苏州、南京等地中医界纷纷发表通电,支持上海中医界抗争举动,派人参加全国医药团体大会,并致电国民政府卫生部,请求取消决议案。

1929 年 3 月 17 日,全国 281 名代表在上海召开全国医药团体代表大会,成立了"全国医药团体联合会",组成请愿团,要求政府立即取消议案。社会舆论也支持中医界,提出"取缔中医就是致病民于死命"等口号。此时,南京国民政府不愿意因为一些无关紧要的事件而引起社会较大的动荡。时任卫生部部长薛笃弼更是急于尽快平息这场风波,他一再公开表示并无废止中医之意,并向请愿代表当面表态:"我当一天部长,决不容许这个提案获得实行。"不久,请愿团收到国民政府文官处批示:撤销一切禁锢中医法令。第二次论争以中医界胜利告终,中医界也将 3 月 17 日定为"中国国医节"。

从表面上看,这次似乎是中医界取得了重大胜利。但实际上,中医界谋求 10 多年的将中医纳入学校课程体系的努力并未能实现,中医的生存危机也没有消除。一个世纪过去了,中西医的冲突争论起起落落,一直也没有停息,但中医发展缓慢、逐渐式微是不争的事实。而百年的争论中经常有意识形态成分的参与,甚至有些时段中西医争论还卷入到政府各政治派系间的矛盾及政治漩涡中。如果中西医各自作为一门学科(甚或科学),能够心平气和、冷静客观地进行纯粹学理上的讨论,相信中医、西医都会有一个确定而美好的未来。

注:本文部分观点及史料参考借鉴了华东师范大学郝先中的博士论文《近代中医存废之争研究》(2005)中的成果。

循证医学考

> 循证医学不仅仅是一种医学方法，同时也是一种充满人文关怀的慈爱思想。

　　小王身体不适，去看医生，医生"望闻问切"后给小王开了药方。小王凡事爱问个究竟，于是小王问："医生，你凭什么知道这几种药对我的病有效？"医生的权威受到挑战，面露不悦："我当然知道，前面有个患者和你一样的症状，吃这几种药很快就好了。"

　　可以看出，在小王的怀疑下（怀疑论），医生指出自己开药的依据来源于自己的经验（经验主义）。而稍具现代医药常识的人都知道，判断一种药对某种症状是否有效是需要证据的，证据来自哪里呢？当然是药品经过临床随机化对比试验后所得到的结果。在某种意义上也可以说，随机化对比试验正是英国具有悠久历史传统的哲学思想——经验主义与怀疑论的反映，这也是循证医学（evidence-based medicine，EBM）最早出现在英国的原因之一。

　　不知道在国内是谁首先把 EBM 翻译为循证医学的？但无论是谁，有一点可以肯定：那是一个很有才的人。也有把 EBM 翻译为实证医学、证据医学的，显然有些过于直白，缺少一种高深莫测的感觉。

循证医学并不是一种区别于现代医学、传统医学等的新型医学,它只是一种新的医学思想和方法学,是国际临床医学领域近年来迅速发展起来的一种学说。其核心思想是:医学应该遵循证据,任何医疗决策的确定都应基于客观的临床科学研究依据,即临床医师开处方、专家们制订治疗指南、政府制定医疗卫生政策都应根据现有的最可靠的科学依据进行。这一观点现在已为西方发达国家广泛接受。

循证医学思想从提出到广泛传播的过程中,有三个人作出了巨大贡献,也就是人们所常说的循证医学的三大创始人。第一位是英国著名流行病学专家科克伦(Archic Cochrane),在 1979 年,他首先提出各专业应将所有的随机对照试验(RCT)资料收集起来进行系统评价,并随着新试验的出现随时更新,为临床医疗实践提供可靠依据。这也是循证医学的核心思想。此思想一经提出就得到世界医学界的强烈反响。循证医学的第二位创始人费恩斯坦(Alvan R. Feinstein)是美国耶鲁大学的内科学与流行病学教授,也是现代临床流行病学(clinical epidemiology)的开山鼻祖之一。就实质而言,循证医学的方法与内容都来源于临床流行病学,只不过给内容坚深、一般人难以理解的临床流行病学披上了一件华丽的外衣而已。循证医学的第三位创始人萨科特(David L. Sackett)也是美国人,20 世纪 80 年代初,他任教于加拿大的麦克玛斯特大学(McMaster University),主要从事临床流行病学原理与方法的研究和培训。1997 年,他主编的《循证医学》一书更是被译为多种文字,在世界范围内被广泛地阅读,成为循证医学的圣经。还有一点需要说明,循证医学的名称并非由上述这三位创始人提出,它首次出现在 1990 年麦克玛斯特大学内科住院医师培训计划中。直到 1991 年,循证医学一词才首次见诸于公开发表的文献,是由麦克玛斯特大学的 Gordon Guyatt 博士首先正式提出的。

　　在现代医学的历史长河中,循证医学也刚刚出现二十几年,似乎给人一种横空出世的感觉。事实并非如此,任何一种新的思想都是经过长时间的酝酿和实践,逐渐成熟后才被提出的,而后人往往就割断了历史,只记住提出这一思想的这个时刻和提出者。当然,这样也只是强调循证医学确实体现了一个重要变革,即越来越重视这种解决临床问题的特殊方法,同时也是为了历史记述的方便。也就是说,在 1990 年循证医学一词诞生前,已经有作者在文献中提到过这些方法和思路,只不过程度不同而已。比如科克伦,他的思想便来源于"二战"时期的战场临床救护所受到的触动。

　　自 20 世纪 90 年代以来,循证医学得到迅速的发展主要是由于现代临床医学的客观现状,比如我们日常医疗活动中对大量有关疾病诊断、治疗、预后判断和预防方面可靠信息的需要;旧的医学理论知识的不断更新;某些权威、专家经验的失误以及大量医学期刊中眼花缭乱、相互矛盾的报道;现代医学技术的飞速发展,已大大不同于依赖经验较多的传统诊疗技术;临床工作繁忙,无暇搜集归纳所需信息等等。

　　循证医学有三大要素:一是收集最新、最好的科学研究依据,即证据的提供;二是熟练的临床经验,这是下一步综合评价的需要;三是就诊患者的特殊情况,这是对症施治的需要。

　　循证医学的思想和严格的方法学为临床研究提供了新思路,它提倡的随机对照试验及系统评价等对临床医疗产生了划时代的影响。循证医学的实践颠覆了医学界以往认为正确的许多治疗方法,开启了人类审视自身医疗活动的新视角。循证医学不仅仅是一种医学方法,它同时也是一种充满人文关怀的慈爱思想。

读到这儿，有些读者可能早就着急了，怎么还没有中国的情况呢？难道古老的几乎可以医治所有疑难杂症的博大精深的中医思想就不如循证医学先进？没准儿它还是从咱中医这"偷"去的概念呢？至少也应该多多少少受到中医思想的启发啊。

当然早就有中医的拥趸做过相关的论述，最重要的理由当然是：中医是最讲求"辨证施治"的，这里的"证"就是要求临床医生根据望、闻、问、切收集的信息、"证据"，经过分析综合得出"证候"，然后确定相应的治疗方案。重证据的思辨方式、"以人为本"的治疗理念及"天人合一"的整体观念都成为"循证医学思想源于中国"的"证据"。诚然，中医是从"证据"中寻找、确定治疗方案的，有人又"考证"出循证医学的实践最早记载于中国的是：在清乾隆年间，就有"考证"古代医书的做法。

悲哀！真的是太悲哀了！奉劝某些研究者还是不要再阿Q似的"我的祖上曾经……"了，循证医学所讲的证据和中医"辨证"的证根本就不是一个概念。试问中国古代又有哪一种中药方在应用于临床前经过了随机对比试验？而这却是循证医学的最基本的概念。中医的证据不过是"以前用这个药方治疗过相同症状的患者"罢了，很大程度上还是依赖于个人的临床经验，因而在古代文献中基本上以个案验例为多见。任何事物都是在发展中壮大，在竞争中生存的，故步自封只能使自身逐渐走向衰亡。由于中国长期固有的一些原因，使中医学没有及时汲取自然科学的营养，导致中医发展缓慢，与时代的步伐显得很不协调。循证医学的出现及流行或许是中医发展的最后一根稻草，只有建立科学的、为国际所认同的中医标准化诊疗体系和疗效评价体系，中医才能够不必凡事必提"祖上"，光明正大向前看。

目前，循证医学已获得世界临床医学的重视，在英、美、加等许多国家应用较广泛。其实，在我国循证医学研究起步并不算晚，1997年7月卫生部就批准在华西医科大学成立中国 Cochrane 中心；1998年我国也加入了循证医学的全球性研究之列，开展循证医学方法学的研究和普及推广工作，并吸引了越来越多的学者参与。

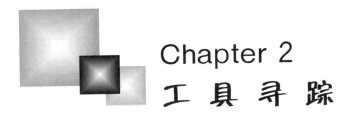

Chapter 2
工具寻踪

那把柳叶刀

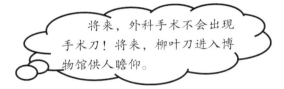

将来，外科手术不会出现手术刀！将来，柳叶刀进入博物馆供人瞻仰。

　　有朋友来杭州旅游，环西湖游览必不可少，我也一直乐此不疲地做导游，西湖的魅力对我来讲是无法言语的。有一个我必去而可能会被许多人忽略的景点，那就是北山路 42 号，孤山的对面，一幢毫不起眼的奶黄色平房，掩映在高大的梧桐树中，这便是杭州西湖博览会博物馆——第一届西博会工业馆旧址。

　　馆内展品分门别类，在医疗展室陈列着代表当时（1929 年）最高水平的医疗器械。对于非医学专业的人来说是不大有机会看到手术室内的医疗器械的，平时提起来也就没什么感觉，可当真真切切地看到产钳等"巨大"而奇形怪状的工具时，男同胞脸上慢慢浮现出古怪的表情，女同胞则露出恐惧的神色，催促着快些离开，走出几步还忍不住回头再看上一眼。

　　就手术器械来讲，现在已做到了精细化的分工，几乎每一个专业都有自己专门的手术器械。而每一种器械又有更细的功能划分，比如基础外科用刀就分为手术刀柄和刀片、皮片刀、疣体剥离刀、柳叶

33

刀、铲刀、剃毛刀、皮屑刮刀、挑刀、锋刀、修脚刀、修甲刀、解剖刀等。基础外科用剪可分为普通手术剪、组织剪、综合组织剪、拆线剪、石膏剪、解剖剪、纱布绷带剪、教育用手术剪等等。真是让人眼花缭乱。最为人们所熟知的则是手术刀,人们也习惯于用手术刀来指称医生及医疗行业,比如对医生,人们会说是"拿手术刀的";新闻报道则经常在标题中用手术刀来代替一次医疗行为。

世界各国的外科手术刀,都模仿柳叶形状制成,国际上通称"柳叶刀";英国有一本很具权威性的外科专业杂志,名字就叫《柳叶刀(Lancet)》(1823 年由 Thomas Wakley 创办)。在我国,如果是受武侠小说"毒害"较深的人,对他提起柳叶刀,他多半马上联想到的是一种厉害的兵器。

三国时期的华佗先生给关云长刮骨疗毒所用的刀当然是手术刀的一种,不知道是不是柳叶形的。但清代高文晋在《外科图说》(公元1834 年)中,绘载了历代使用的痔瘘诊治器械,其中有柳叶刀的记载(另外还有弯刀、钩刀、笔刀等)。喜欢刨根问底的人就想知道最早的手术刀是什么样子的呢? 他又是如何演化到现在的柳叶形状的呢?以后又将怎样呢?

国内有好事的人查阅了 2000 多年前的文献后大有发现:石器时代有一种石制的生产工具,有锐利的边缘和突起,它被用来刺激或切开人体某一部位,达到治疗目的,人们把它称为砭石。据说考古发现也证明了这一点:1963 年内蒙古多伦旗的一个新石器时代遗址中出土了一枚磨制石器,长 4.5 厘米,两端分别为半圆形刃和锥形,可用于切开或针刺,于是就被一些医学史家考证为中医针刺疗法和外科手术工具的起源。这多半掺杂了些民族主义情绪在里边。当然,正如人类历史经历过"石器时代"、"青铜时代"、"铁器时代"一样,从工具的发展史来看,砭石逐渐被金属刀具取代了。手术刀也经历了同样的历史变迁。但如果说最早的外科手术工具是铜制的可能更容易让人接受一点,埃及考古学家就在首都开罗附近的塞加拉地区发现一具4000多年前的木乃伊,确认其身份是一名医生,因为考古人员还发现了医生使用的铜制外科手术工具。另外,在庞贝古城人们也发现了青铜外科手术工具,并以此推断当时罗马帝国外科"相当发达"。另外一个确切的可能是最早的关于柳叶刀的记述是公元前8世纪巴比伦王国的《汉谟拉比法典》中提到了用铜制柳叶刀治疗眼疾(有专家推测是白内障切除术)。

早期的手术刀都是重复使用的,甚至用过以后还需要加以"磨刀"。19世纪中叶,由于近代麻醉、预防感染和抗生素的出现,突破了外科手术中控制疼痛、止血和防止感染三大难关,从此开启了疾病外科手术治疗的新时代。

20世纪70年代后,外科与基础医学的结合,高精尖的影像检查、外科设备与新手术器械的产生,使外科获得全方位的发展,手术刀几乎可进入人体生命的任何"禁区"。在外科学的发展历史中,切割组织的手术刀很早就广泛用于外科手术中,与之相伴的手术出血则是妨碍外科发展的重要因素之一。于是,普通手术刀的换代产品——高频电刀(高频手术器)出现了,这是一种取代机械手术刀进行组织切割的电外科器械。高频电刀自1920年应用于临床以来,经过几次改良,目前已成为较为理想的电外科手术器械。现在临床上常用的电热手术刀是一种能够切割和止血的新型手术器械,而且近年来,这种新型手术设备在外科手术中的应用日趋广泛。

科学技术的发展使得新型手术器械的出现令人目不暇接,以往提到手术,人们便会联想到明晃晃的手术刀,恐惧感油然而生。而现在虽然大多数新技术(器械)依然沿用传统手术刀的叫法,但外形已颠覆了传统柳叶刀的形象,功能更是传统手术刀望尘莫及,比如腔镜手术、装上导航仪的手术刀,还有所谓的无切口手术等。近 20 年来兴起的超声外科,就开辟了一个强超声治疗技术的新领域。其代表性的作品为超声外科手术刀。其他物理外科手术技术还有激光刀、冷冻刀、红外凝固刀、等离子刀、分子刀、水刀等。还有一种用类似于制造集成电路的方法生产出来的,样子并不像传统的手术刀但要比它锋利 10 倍的硅片刀,还有细胞刀……

真正的武林高手从来不用兵器,更高的境界就是古龙武侠小说中的高手理念:那就是用杀气。外科手术的最高境界亦如此,据说纳米技术的出现将彻底改变目前外科手术的意义。

将来,外科手术不会出现手术刀!

将来,柳叶刀进入了博物馆供人瞻仰!

将来,接受手术是一件很幸福的事情!

血压计的历史

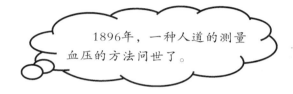

1896年，一种人道的测量血压的方法问世了。

最能代表医生身份的东西是什么？

有人说是手术刀，可那只是针对外科医生而言的，况且即便是外科医生也不会随时把手术刀带在身上。其实，最能代表医生身份的也就是医生经常带在身上的东西，无论是出门诊还是上门服务。那就很明显了，绝大多数人会回答出有三件法宝：挂在脖子上的听诊器；别在上衣（一般为白服）口袋中的体温计；还有就是装在一个长方形盒子里的血压计。

今天我们专门说说血压计，估计绝大多数人有不只一次量血压的经历，特别是随着气囊的挤压，上臂那种被箍得越来越紧的感觉一定让你记忆深刻。别小看这不起眼，看似构造简单的血压计，自打它被发明 100 多年来，几乎没有什么大的变化。

和许多医疗器具的发明一样，血压计最初的发明也源自动物试验。世界上第一只被测量血压的动物是一匹马，看似这匹马非常幸运，其实这匹马很可怜，就文献记载来看，测量完血压后，这匹马很可能血液流尽而死。那是在 1733 年，一位叫海耶斯（Stephen Hales）的英国牧师，他用尾端接有小金属管、长 270 厘米的玻璃管插入一只马的颈动脉内，此时血液立即涌入玻璃管内，高达 270 厘米，这表示马颈动脉内血压可维持 270 厘米的血柱高。血柱高度会因马的心跳而稍微升高或降低，心脏收缩时血压升高，也就是我们现在所说的收缩压；心脏舒张时血压下降，即舒张压。这样，就完成了首次动物血压的测量。类似于小时候淘气把胶皮水管扎一洞，看水能冲多高，也不排除牧师是受此启发。

正常情况下，健康人的收缩压为 120 毫米汞柱，舒张压为 80 毫米汞柱。但是年龄、性别、体重与身体活动状况都会影响血压高低。收缩压和舒张压是医生用来判断循环系统疾病、了解人体健康状况的重要依据，所以了解自己的血压状况很重要。但如果用牧师发明的办法来测量人的血压显然是一件很可怕的事情。1819 年，法国医生、物理学家普瓦瑟伊尔发明了一种用水银压力计测血压的方法。直到 1856 年，医生们才开始用上述方法测量人的血压，法国外科医生 Faivre 分别将 2 名患者切断的肱动脉和 1 名患者的股动脉接到水银测压计上，首次测量到人的动脉血压。此时的血压测量都是侵入性的，即被测人的命运和上面提到的那匹马一样可怜。进步是需要代价的，我们无法想象最初的人们是怀着一种怎样恐惧的心情来测量血压的，这种方法确实令人害怕。此后，各种各样的血压计被陆续发明出来：1881 年，奥地利人冯·巴施发明了一种装置，它可以灵敏地测得动脉搏动的情况；1889 年，法国人普当发明了传感式血压描记器。

很幸运，事情在 1896 年出现了重大转机，一种人道的测量血压的方法问世了。意大利人瑞瓦·罗西（Sciopione Riva-Rocci）发明了裹臂式水银血压计（又称腕环血压计）。这种血压计有一条可以环绕在手臂、且能充气的长形橡皮袋，橡皮袋一端接到打气橡皮球上，另一端接到水银测压器或其他测压器装置上。测压时，将橡皮袋环绕缚于上臂，然后徐徐地将空气打入橡皮袋，压力升高到一定程度时，肱动脉被压扁，造成血液停止；然后慢慢放气，进而测得收缩压和舒张压。

　　瑞瓦·罗西发明的裹臂式血压计被世界各国的医生们所采用，成为重要的诊断工具。尽管此后人们对它进行了许多改进（比如1905年，俄国人利罗特科夫在革命性地认识到脉搏与收缩压、舒张压之间的关系后，进一步改进了这种裹臂式血压计），但血压计的基本原理和结构并无多大改变，直到今天，依然在普遍应用。

　　近些年来，随着生活水平的不断提高以及城市老龄化人口比例的提高，医疗电子设备的家庭化逐渐成为了趋势。其中，使用简易、测量值便于记录、体积轻巧便于携带的家用电子血压计就是典型的家庭医疗检测设备之一。电子血压计有臂式和腕式之分，针对不同的适用人群，还有一种可连续24小时监测血压的手表式血压计。

　　2002年底调查数据显示，中国高血压患者数量已达1.5亿，并且还在以每年300多万人的速度增长。毫无疑问，高血压已经成了危害中国人民健康的最大敌人之一，准确地测量血压之后，我们还有更长的路要走。

夹在腋下有一种冰凉感觉的那个东西

——体温计小史

> 体温计,普普通通一根小玻璃棍儿,它又有着怎样的过去? 它又是如何发展到现在的模样?

　　群众的力量是伟大的,人们习惯于把社会上的一些现象归纳成顺口溜,一般合辙押韵,让人几乎过耳不忘。前些年社会上一度流行"四大……",比如四大红、四大白等等,就是总结出四种最具有同一特点的事物编成一段话。记得有一"四大碰不得"说的是:"木匠的斧子瓦匠的刀,跑腿儿的行李大姑娘腰。"单说这前半句,说的是每个行业都有自己的标志性的赖以生存的工具,是轻易不让别人碰的。

　　确实是这样,一提到会计人们就会想到算盘(算盘现在依然是财会专业的必修课),提到医生就会想到医生的三件法宝:听诊器、血压计、体温计。这是每个医生出诊时所必备的。听诊、测血压、量体温这三项技术也是医生的入门本领,就像日常吃饭一样熟练。这里我专门要说的是体温计,普普通通一根小玻璃棍儿,它又有着怎样的过去? 它又是如何发展到现在的模样?

　　科学家并不是直接就发明了体温计,它的前身是温度计,并没有测体温的功能。我们还是从温度计的发明说起吧。

温度计的发明者是意大利科学家伽利略，就是从比萨斜塔上往下扔两个铁球，证明其同时着地（学名叫自由落体实验）的那位。确实，他很喜欢做实验，1593 年，伽利略有一次在课堂上问学生："把不同温度的水装进瓶中，会有什么现象发生呢？"同学们各抒己见，其中有一位同学不经意地说："是不是像气球一样，可以增大也可以缩小呢？"科学的头脑往往能抓住日常工作生活中细微变化并善于思考，学生的回答启发了伽利略，他就想：如果反过来，从水的体积变化，不也就能测出水的温度变化了吗？就这样他发明了世界上第一支温度计。那是一支有刻度的直形细管，封闭的一端呈球形，未封闭的一端插在水里，可从管内水柱的高低测出气温。因为它只能用于测定大气温度变化，亦称"寒暑表"。

由于最初的温度计是气体温度计，测量精度不理想。1709 年，德籍荷兰物理学家华伦海特（Fahrenheit D G，1686—1736 年）发明了酒精温度计。华伦海特初期研制的体温表是把盛着酒精的玻璃管放在冰雪和盐的混合物里，看玻璃管内酒精降到哪里，刻上一条线；然后把表含入口中，看酒精升到哪里，又刻上一条线。把这两条线作为固定点，再把两条线之间分成 $0° \sim 96°$。这就是初期的温度计。1714 年，他又用水银代替酒精，从而在温度计的标记剂方面取得了关键性进展。而水银温度计之后就没有太大的变化了，时至今日，家用和医用的温度计（体温计）大多还是水银温度计。

温度计的计量标准有两个：一个是摄氏温标（我国所采用的）；另一个是华氏温标。它们都是以发明者的名字命名的，首先出现的是华氏温标，就是由华伦海特第一个制定的标准温标。华氏温标的标定是以冰和食盐的混合物所能达到的最低温度为零点，从而得到水的冰点是 32℉,沸点是 212℉,两者之差为 180℉,这是第一个精确标定的温度计计量标准。摄氏温标是由瑞典天文学家摄尔西乌斯(Celsius A,1701—1744 年)在 1742 年设计的另一种温标。摄氏温标开始时将水的沸点定为 0℃,冰点定为 100℃;后来又将其颠倒过来,设定冰的熔点为 0℃,水的沸点为 100℃,从而形成此后世界通用的百分温标,这便是现代所称的摄氏温度计。

直到 19 世纪,才有临床医生开始探讨温度计在人体上的应用。1852 年,苏格兰医生艾特肯(Aitkin W,1825—1892 年)制作并使用一种有 10 英寸长的温度计。此后,相继有医生对疾病与体温的关系以及如何测量体温进行研究,医生们不断总结经验,还撰写了研究报告。1871 年,莱比锡医学家文德利希(Wunderlich C,1815—1877年)就总结了他长期对大量患者进行体温测量的经验,写成《关于疾病的体温:医用温度测量法指南》一书,为温度计引入临床做好了理论和实践上的准备。

1866 年,英国医学家奥尔伯特(Allbutt T C,1836—1925 年)自制了一个 6 英寸长的体温计,该体温计 5 分钟内可测得最大值。不久他又将长度缩短到了 3 英寸,这就是现代体温计的原型。此后,体温计才开始在临床医学中得到普遍应用。之后的 100 余年体温计基本没有多大的变化。

虽然临床上测量体温大多还在使用传统水银玻璃体温计,但我们还是欣喜地看到,能够更加快速、准确、有针对性地进行测量的体温计开始不断地出现在人们的视野中。2003 年的"非典",许多经历过的人现在回想起来依然心有余悸,体温的正常与否几乎成了当时人们从事一切活动的首要指标。量体温成了人们每天的必需。特别是出行和进出公共场所,需要在腋下夹几分钟的传统体温计已完全不能满足需要了。在车站或小区门口，我们看到更多的有戴口罩的人手拿一只类似于超市收银扫条码的仪器朝经过的人额头一扫，之后放行，这便是红外线额式体温计（简称额温计，学名"非接触式红外线额头测温仪"）。这属于一种新式的体温计，能够快速准确地测量出人的体温，没有了传统水银式温度计的容易破碎、水银污染环境与不易读取的问题。

　　另外，在体温计家族中，还有电子语音体温计、红外体温计（耳温计）、软头防水笔式电子体温计，针对婴儿生理特点设计的婴儿奶嘴式电子体温计，专门为女性计划避孕及受孕设计的妇女基础体温计（曾用名：妇女体温计、智能型妇女电子体温计）等等。

伤口缝合线的演进

> 以前是用什么来缝合伤口的呢？缝合线又经历了怎样的演进过程呢？

美国电影中有一种类型叫动作片，不同于香港的武打片或功夫片，片中的主人公经常是穿梭在枪林弹雨中，永远不死，最终以一己之力力挽狂澜的完美英雄形象。比如布鲁斯·威利斯在《虎胆龙威》系列中扮演的纽约小警察；曾任美国加州州长的施瓦辛格从政前的系列电影"终结者"；史泰龙的"兰博"系列等，都属于硬汉的典型代表。影片中英雄虽无所不能，但英雄也经常受伤，除了科幻类的伤口大多能自愈外，英雄大多自己包扎伤口，浑身血污更显英雄本色。最令人心惊肉跳的镜头是《第一滴血》中兰博用军用丝线自己缝合臂上伤口的场景。

许多人会有伤口缝合的经历，绝大多数是由医生用手术专用缝合线来缝合的，极少有人会像兰博一样自己缝合。远古时候，狩猎、战争都会造成伤害，伤口缝合不可避免，那么，以前又都用什么来缝合伤口呢？缝合线又经历了怎样的演进过程呢？

伤口缝合线属于生物医用材料的一种，总的来看，按成分性质可分为天然材料和人工合成材料两大类。人类外科使用的缝合线在最初的相当长一段时间里都处于天然材质的时期。据史料记载,公元前约3500年,古埃及人就把亚麻、马鬃、皮革、棉线及其他植物纤维等用做缝合材料。这些棉花纤维、马鬃等则可称之为最原始的生物医用材料。我国古代的史书中也有用麻纤维做缝合线,用棉布包扎伤口和止血的记录。

现代医用缝合线种类很多,分类方法也有多种,按其可否被吸收分为两大类,即可吸收缝线和不可吸收缝线。最早的也是当时唯一的可吸收缝合线是肠线,诞生于公元前1800年的埃及亚历山大,但真正提出"肠线"的概念是在公元前150年。而以羊或牛的小肠黏膜为原料的肠线,则是在19世纪末出现的,同一时期医生常用的不可吸收缝线为丝线。

进入20世纪以来,随着医学的发展,外科手术范围和难度不断增大,外科医生对缝线的张力、操作性和吸收性的要求也逐渐提高,天然材料的缝合线已不能满足要求,于是,外科缝线逐渐进入了人工合成时期。

1934年,美国首次出现了关于壳聚糖工业制备缝线的专利,并在1941年制备出了可吸收的手术缝合线。从此以后,手术缝合线便向着合成新型聚合材料的方向发展,方向也有两个:可吸收和不可吸收。

1962年,美国Cyananid公司以PGA为原料成功地研制出第一种人工合成的可吸收缝合线,并于1970年实现商业化,商品名为Dexon。这是世界上第一根化学合成的可吸收缝合线。据美国统计,在随后的几十年发展中,可吸收缝合线逐渐占到了整个缝合线市场的95%。

接下来,化学合成可吸收缝合线取得了重大进展,聚乳酸、PHB 等材料相继出现,中国也在 1991 年成功研制出甲壳素医用缝合线。这一期间,相继问世的不可吸收缝线有尼龙线、涤纶线、聚酯线、聚丙烯线及聚乙烯线等。部分不可吸收人工合成材料由于不吸收、打结困难、易脱结等问题,正逐渐被经过灭菌处理的可吸收线所取代。同时,缝合线的结构研究也取得新进展,1983 年 Buckall 实验证明:多丝结构的缝合线要比单丝呢绒线更容易感染。于是 20 世纪末期以后,虽然缝合线市场上是单丝型、编织型和捻合型并存,但前两者所占比例逐年提高。

人工合成可吸收缝合线越来越多地受到外科医生的认可,并不断产生新型的高科技产品。我国现在大量使用的医用缝合线主要有丝线、羊肠线和 PGA 类可吸收线,趋势是可吸收合成缝合线最终取代丝线和肠线。

对于瘢痕体质的人来说,进行手术时,即使用最好的缝合线也难免在切口两侧留下针眼痕迹。为了迎合爱美人士(女士为主)的需要,一些美容院宣称:在美容外科中,临床的缝合法正逐渐被医用胶黏合法所替代,医用胶让人们实现了美丽肌肤不留痕迹的美好愿望。若果真如此,不知是福音,还是悲哀!

注射器小传

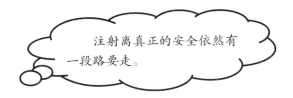

注射离真正的安全依然有一段路要走。

　　清楚地记得，小时候在农村（20 世纪 70 年代），只要谁家的小孩子撒泼、大哭不听话，家长便作起身出门状，嘴里对孩子吓唬道：我去找××来了。这时候，小孩子马上会止住哭声，变得听话起来。这个××倒不是什么狠角色，只不过是村里的赤脚医生罢了。如果哪家的孩子正在家里好好地玩耍，突然大哭起来四处躲藏，也多半是因为看到了赤脚医生的身影。也难怪，那个年代，医生就意味着打针（肌肉注射），打针就意味着屁股疼，你说小孩子能不怕吗！

　　医生到家后，便打开那个令小孩子万分恐惧的有着红十字标志的方形药箱子，掏出一个铝盒子（类似于那个年代流行的铝饭盒，型号略小罢了），里边便是孩子恐惧的真正来源——各种型号的针。那时使用的还是玻璃注射器，用过后沸水消毒接着给下一个人使用。

　　这种可以重复使用的玻璃注射器属于医用注射器发明 100 多年来的最原始形态。近些年，注射器才从功能到材质等各方面发生了根本性的变化。从词典中对"注射器"的解释即可看出一些端倪："注射器"一词原注释为"注射液体药剂的小唧筒状的器具,多用玻璃制成,一端装有针头"。这说的是传统的注射器,是用玻璃做的。随着科技和医疗卫生事业的发展,近些年,普遍使用的注射器基本上是一次性的,用塑料制成。因此,《现代汉语词典》第六版"注射器"一词修订为"注射液体药剂的器具,多用玻璃或塑料制成,一端装有针头"。但这依然无法跟上科技发展的速度,估计不久又要重新定义了。

注射器的发明者是法国科学家帕斯卡(Blaise Pascal),就是物理学帕斯卡定律的发现人。他在1650年制作了历史上第一只注射器。但发明家的注射器是用来辅助实验的,与医学毫无关系。直到现在,注射器在物理、化学实验中依然使用,比如用于抽送气体、改变装置内的气体压强、测量气体体积、做量筒等等。

真正用于医疗的注射器是于1853年发明的,Charles Gabriel Pravaz 和 Alexander Wood 发明了一种带有可以穿透皮肤的细针头的玻璃注射器。于是,此二人便被人们看做注射器用于医疗的始祖。1897年,美国BD(Becton Dickinson)公司成立,1898年就开始批量生产玻璃、金属注射器和体温计等医疗器械。BD公司现在已成为全球最大的注射器及医用一次性产品的供应商,BD公司注射器产品的市场份额更是占全球总量的45%,占欧美总量的80%。注射器发展历史上的几次里程碑式的变革也都有BD公司的身影。

传统针筒注射器可重复使用,虽然用后都要经过严格消毒,但不久,其致命的缺陷逐渐显现出来,那就是几乎无法杜绝的交叉感染。从有记载的1924年第一例因为意外刺伤感染白喉病例以来,特别是1993、1994年艾滋病(AIDS)和肝炎传染的危险引起了全球的注意,趋势且愈演愈烈。于是,安全注射的概念被提了出来,世界卫生组织(WHO)要求,安全注射器至少要满足以下三个要求:对注射者无害;

对卫生保健人员不构成任何危险;注射产生的废弃物不对社会构成危害。

　　安全注射器经过几十年的发展,我们也只能说正在逐渐"安全"中,因为现在依然无法达到真正的安全。

　　1961 年 BD 公司发明生产了世界上第一支一次性塑料注射器和一次性医用针头,目的是防止重复使用造成的交叉感染,同时也增加了使用时的方便性。由此,全球进入一次性医用产品阶段。经过了20 年的发展和推广,1980 年,塑胶材质的一次性注射针筒才完全取代玻璃注射器。而在我国一些边远、贫困地区,换代进程要滞后一些。塑胶注射器只有使用后扔掉才能达到一次性的目的,可一些不法分子却回收后重新卖回医院,不像玻璃注射器还有高温消毒处理程序,塑胶注射器若被拿来重复使用,交叉感染问题会更加严重。

　　安全注射器发展进程中,各种设计理念层出不穷,仅从 BD 一家公司申请到的专利设计名称上便可见一斑:1988 年,BD Safety-Lok 外套式安全注射器(肌肉注射用);1996 年,BD Safety-Glide 简易针头外罩式安全针头(肌肉注射用);1999 年,BD Soloshot FX 二件式自毁注射器(肌肉注射用);2002 年,BD Integra 自动式安全注射器(肌肉注射用)等等。

　　这其中,值得一提的是自毁式注射器,为了支持联合国儿童基金会和世界卫生组织的安全注射项目,1992—1996 年 BD 公司率先推出了自毁型疫苗注射器和新一代安全注射一次性针头。自毁式注射器外形与一次性注射器相同,操作方式与传统注射器雷同,医护人员无需经过专门培训。但自毁式注射器一旦完成注射,推杆自动结合针座,形成针筒自毁,令使用后的针头无法回收。2003 年 8 月,WHO 要求各会员国使用具备自毁装置的注射针筒,在所有的疫苗预防接种注射上，淘汰传统一次性注射针筒。我国也自 2003 年开始，新生儿疫苗注射全面采用自毁式注射器。

虽然世界各国都严格规定不得重复使用注射器，但依然无法完全避免重复使用现象，特别是在一些吸毒群体中。自毁式注射器只是增加了注射器使用后即丧失功能或是被破坏的性能，却不具有保护污染的针头的性能。因此，自毁式注射器只能算是一个过渡性安全产品。

可能有人会说：没有针头不就没有感染的问题了吗？

其实，这并不是个新的创意，早在 1866 年，就有一位法国科学家提出了无针注射技术的想法。之后，还真有人一直致力于此。20 世纪 80 年代后，美国科学家首次成功获得"射流注射"专利，这意味着无针注射时代的到来。临床实践正式引入"射流注射器"是在 1947年之后。直到 20 世纪 90 年代，更多精巧的以弹簧为动力的无针注射器开始出现，无针注射器才真正走向成熟。它是利用药物在高压作用下，形成高速射流注入皮下的原理来进行注射的，被人们称为"皮下注射领域的一场革命"。另外，1998 年 3 月 9 日，英国人宣布，他们发明了喷射式注射器：不用针头，而是以氦气加压，让疫苗微粒直接穿过皮肤进入身体。

无针注射系统不但使人们告别了针刺的痛苦，并且由于药液是经喷射进入皮下的，形成扇形分布，与传统针头注射后形成药液聚集相比，它的吸收面积更大，吸收更快。但是，即使无针注射完全克服技术上的问题，也不适合用于婴儿或是老人脆弱的血管，而且无针注射仅适用于肌肉注射给药，而不适用于血管注射。

看来，注射离真正的安全依然有一段路要走。

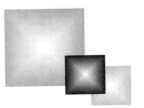

Chapter 3

科技的脚步

透　析
——无奈的选择

> 对尿毒症、肾衰竭患者，最有效的治疗应该说还是肾移植。血液透析，只是无奈的选择。

　　家里的下水系统堵塞或者零件坏了，我们找来维修工，疏通一下或者换上一个新的零件，下水系统的排污功能马上就恢复如初了。可人体的下水系统如果坏了，就没那么容易修复了，肾脏就是人体的排污系统，每天负责清除大量的垃圾和废物，并以尿的形式排出来。一旦肾脏停止了工作，身体里的代谢废物就会越积越多，人就会出现厌食、恶心、呕吐、气短、水肿、乏力等症状。这种情况在医学上称为肾衰竭，也就是通常说的尿毒症。

　　今天，患了尿毒症的人是相对幸运的，这是基于尿毒症不再是绝症而言的。从生活质量来说，肾移植是最佳选择，但由于供体、配型和经济的原因，绝大部分患者选择了维持性治疗的方法——透析，主要有腹膜透析和血液透析两种，俗称洗肾。

　　可以推测，100多年前尿毒症发病率不会比现在小，可那时候属于不治之症，结果只有一个——肾衰竭而亡。在发现了肾衰竭的机制后,医生们开始考虑能否制作功能相同的装置(人工肾)替代病变肾脏的功能呢?

先说血液透析吧,这是历史最久、应用最多的一种方法。其原理是把血液引出,通过体外循环在透析器内与透析液进行物质交换(清除毒素),然后返回体内。由于该方法安全、易行,可应用于绝大部分的肾衰竭患者。

1913年英国的阿黛尔用硝棉胶膜作为透析膜,生理盐水作为透析液为肾病患者进行透析,这是较早的人工肾研究。1935年黑斯首次将透析技术用于临床。1937年萨尔海莫应用赛璐玢作为透析膜以后,人工肾的研究又进了一步。1943年荷兰医生科尔夫制成了第一个人工肾,首次以机器代替人体的重要器官。早期的人工肾其实就是一个透析机,体型巨大,治疗十分不方便,效率也不高。1960年,美国外科医生斯克里布纳发明了一种塑料连接器,可以永久装进患者前臂,连接动脉和静脉,与人造肾极容易连接,不会损伤血管,这样就能够为患者长期进行血液透析治疗。1967年又发明了空心纤维透析器。1975年出现了9.2千克携带型人工肾。

随着技术的改进,现在透析机基本上是空调机的体积,而且机器的性能也改变了很多。透析挽救了很多人的生命,明显地延长了尿毒症患者的寿命,成为了慢性肾衰竭、尿毒症的有效治疗手段。2007年12月,英国媒体报道了一种新型的便携式血液透析机(把透析机的重量从当时的5千克减至2千克),可以让患者过上正常人的生活,并且提高患者的生存机会。

再说说腹膜透析,腹膜透析就是把一种被称为"腹透液"的特制液体通过一条"腹透管"灌进腹腔,这时候腹膜的一侧含有代谢废物和多余水分的血液,另一侧是干净的腹透液,血液里的代谢废物和多余水分就会透过腹膜跑到腹透液里。这样每天更换几次，就可不断地排出体内的毒素和多余水分了。

腹膜透析也经历了很长的发展历史，早在 19 世纪人们就注意到腹膜的半透膜性质，也有研究人员认为腹膜透析是透析方式中最早被采用的治疗方式，早在 1923 年就开始运用于临床了。1965 年，Tenckhoff 等人创造了 Tenckhoff 透析管，成功地解决了重复使用腹膜通路的问题，为慢性腹膜透析的开展铺平了道路。20 世纪 70 年代中期出现了持续不卧床腹膜透析（CAPD）疗法，属于简单的、不用机器和能源的、更合乎生理而有效的肾替代疗法。后来，经过不断改进，用塑料袋取代了玻璃瓶，使 CAPD 获得迅速发展和普及。到 1990 年，全世界估计约有 5 万名终末期肾病患者依靠腹透维持生命，其中 CAPD 占 90%。

作为尿毒症的有效治疗方法之一，与血液透析相比，腹膜透析不需要像血液透析那样进行体外循环，它具有操作简单、可自行透析、能最大限度地保护残余肾功能的特点。不足之处是可能引起腹膜炎、蛋白质流失、高脂血症、体重增加等。

与血液透析相比，腹膜透析最大的缺点就是透析不充分，这主要是因为腹膜透析溶质交换的量远没有血液透析大，特别是对于那些透析时间超过两年、残存肾功能已基本完全丧失的患者，透析不充分的问题更是日显突出。从理论上讲，增加每次透析液量和增加透析液交换的次数是可行的，但势必增加患者负担，使患者完全束缚于透析治疗中。

为了更好地解决这个问题，20 世纪 80 年代开发出了全自动腹膜透析技术（APD）。APD 是靠一台腹膜透析机在夜间患者睡眠的时候自动为患者进行液体交换，从而把患者白天的时间完全解放出来。

APD 最大的优点就是把患者从透析治疗中解放出来,使患者回到自由的生活中,这正是无数透析患者所无限向往的。APD 最大的缺点就是费用昂贵。

关于肾病(肾衰竭)的治疗方案,截至目前,只有肾脏移植、血液透析疗法及较新的腹膜透析疗法 3 种。其中,居家式的腹膜透析疗法简单、方便,疗效也备受医学界肯定,成为越来越多病患选择的洗肾疗法。即使这样,最有效的治疗应该说还是肾移植。血液透析,只是无奈的选择。

麻醉外传

华佗是中国古代著名的外科医生，中国人认为正是华先生最先发明了麻醉剂，并最早将其应用于全身麻醉。

　　接触医学之后，我就一直不相信关羽是为了显示自己的英雄气概才拒绝华佗为其使用麻醉药刮骨疗毒的，我宁愿相信关羽是因为不相信麻醉药的效果或者担心麻醉后的不良反应而拒绝先麻醉再手术的。谁愿意选择一条明知道会痛苦万分的路呢？答案只能有一个，那就是：另外一条路更加痛苦或者凶险，更加不可预知。

　　华佗是中国古代著名的外科医生，中国人认为正是华先生最先发明了麻醉剂，并最早将其应用于全身麻醉。我想还是不要往前追溯了，因为无论怎样考证、追溯，结果都是一样的，那就是：中国人最早发明并使用了麻醉剂。即便姑且把华佗算作麻醉剂使用的滥觞，已经比英、美等国早了1700多年。据记载，华佗发明的麻醉剂称为"麻沸散"，患者需酒冲服用，才会全身麻醉。不知道需要多少酒冲服，但我知道酒喝多了，即使不用"麻沸散"也会人事不省。

　　华佗之后，国人对麻醉剂的使用似乎并没有继续发扬光大，麻醉剂似乎也走入歧途,同时代的文学作品中出现更多的是麻醉剂换代产品的使用,比如迷香、药酒等,大多不是治疗目的。最典型的例子就是:杨志在运输上级的生日礼品行至中途时,因口渴在路边小摊喝了碗大碗茶,被"英雄"们在茶里下了麻醉剂,麻翻在地,礼品尽失。后来走投无路,只好去市场卖刀谋出路(详见《水浒传》"智取生辰纲,杨志卖刀")。

史料记载,中国人发明了麻醉剂后,还传播到日本、朝鲜、摩洛哥等国及阿拉伯地区。按理,如果中国的麻醉剂十分有效,那就应该在西方传播开来,可不知什么原因,西方的文献记载中,直到19世纪40年代,现代麻醉剂才被应用于外科手术中。华佗死后,"麻沸散"的秘方就失传了。有人认为洋金花是"麻沸散"的主要成分,但发现必须用相当大剂量的洋金花才能产生中枢神经抑制作用,还必须配合西药冬眠合剂才能使患者进入麻醉状态。因此,华佗的"麻沸散"中究竟含有哪些中药,至今仍是个谜。但我们也不能据此认为19世纪40年代在麻醉剂发明之前,每一例外科手术都伴随着令人感到毛骨悚然的痛苦嘶叫。当然,惨死在外科医生刀下的人所经受的无可名状的痛苦无疑是存在的,而且这方面的相关记载随处可见,可以说,相当长的一段时间内,无法彻底解决的患者剧痛问题限制了外科学的发展。

我相信,现代麻醉剂发明之前,古代西方的医生们也必定对某些植物的止痛性能做过广泛的研究,而且还会在实践中努力尝试各种可能的麻醉品,并从中积累了大量的知识。文献记载,至少在4000年之前,可卡因和鸦片就已作为影响心理状态的药品而为人所熟知。它们似乎也在同样早的年代里被当作药物来使用。罗马的医生们掌握着若干种可当作止痛药和安眠药来使用的毒品。鸦片是当时使用最为普遍的药品之一。据说还有"物理麻醉法":医生让助手用木棒猛击患者的头部,使患者昏过去再做手术。可能又会有国人跳出来说,我们的祖先才发明了真正的物理麻醉法——针麻,而且现在还在使用着呢。

虽然有人说忘记历史意味着背叛,可一味地沉醉于历史绝不会带来进步,只能是产生更多的阿 Q 而已。

那么,在现代医学的发展进程中,麻醉药又有怎样的传奇经历?它又是如何演变成今天的模样的呢?

请看下回:《麻醉正传》。

麻醉正传

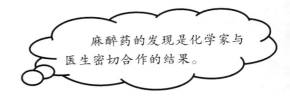

麻醉药的发现是化学家与医生密切合作的结果。

传说中,上帝造了亚当后,亚当一个人在世界上感觉孤独,于是上帝让亚当沉睡,从他身上取出一条肋骨做了夏娃,和亚当做伴。可见上帝是第一个使用麻醉方法,在无痛状态下施行外科手术的。在西方,现代麻醉药或许就是受到了上帝的启发,加之民间对无痛外科手术的迫切要求共同促进了麻醉药的发现。而现实情况是:麻醉药的发现是化学家与医生密切合作的结果。

1772 年,英国杰出化学家普利斯特列(Joseph Priestley)在进行空气中氧气效用研究的过程中,制造出了氧化亚氮(N_2O),这就是后来成为第一种麻醉药的笑气。可惜的是,法国大革命的爆发,普利斯特列由于同情和支持法国革命遭到暴徒袭击,暴徒们烧毁了他的家和他的全部科学实验结果,迫使他后来迁居美洲,因而中断了实验研究。麻醉药的发现也因此被推迟了几十年,但普利斯特列所做的基础研究在麻醉史上依然居功至伟。

发现氧化亚氮具有麻醉作用并首次在论文中论及该问题的是英

国人戴维（Humphrey Davy）。在其前辈及其他医生的指导下，1800
年戴维完成了题目为《主要涉及氧化亚氮和呼吸的化学和哲学研究》
的论文。他用一只健壮的猫做实验，并在其论文中详细记述了实验
（麻醉）过程中猫的反应。戴维注意到动物在氧化亚氮中会失去知
觉，但可以恢复。他在论文的最后一部分还描述了自己和同事使用
氧化亚氮后被麻醉的感觉。这是现代医学史上有记载的首次动物麻
醉实验和人麻醉实验。戴维在论文的最后指出："氧化亚氮可以毁掉
身体的痛觉，它应用于不大量流血的外科手术过程可能是有好处
的。"由于戴维的论文的侧重点并不在氧化亚氮可以使痛觉消失的描
述上，加之论文印数太少，结果对于把氧化亚氮应用于外科手术并未
产生什么影响。

　　可悲的是，英国化学家的研究后来一度成为美国人的娱乐方式：
当时的一些人对于戴维论文中关于吸入氧化亚氮引起的快感、甚至
能引起难以控制的狂笑的描述发生了极大的兴趣，而且还传入了美
国，并且很快风靡一时。人们别出心裁地组织"笑气晚会"。参加晚
会的人都吸入笑气，然后大笑，如醉如痴，从中得到欢乐，笑气被用作
一种寻欢作乐的新方法。从此，氧化亚氮就被名以"笑气"并广泛流
传了。

　　历史的宿命，也是历史的必然。1844 年 12 月 10 日，美国牙科医
生韦尔斯（Horace Wells）在参加一次"笑气晚会"时，一表演者吸入
笑气后，不小心在胫部划了很深的一个口子。韦尔斯注意到伤者丝
毫没有疼痛和不舒服的表情。韦尔斯上前问他是否很疼，他却回答
说一点也不疼。医生的职业敏感使韦尔斯马上就想到，笑气也许能
应用于牙科。巧得很，韦尔斯当时正因为有一颗智齿疼痛而困扰，他
也是惧怕拔牙的疼痛而迟迟不肯拔掉这颗牙。于是他决定以身试

"法"——试用笑气拔牙。第二天,在韦尔斯吸了笑气失去知觉后,他的助手迅速用钳子拔出了那颗智齿。韦尔斯苏醒过来后回味拔牙时的感觉,他说并不疼,就像针扎了一下。于是他兴奋地说:"拔牙的新时代到来了。"这句话被记录在麻醉学的史书中。从此,韦尔斯就开始将笑气用于拔牙前的麻醉,第一种麻醉药诞生了。

氧化亚氮(笑气)由于其麻醉持续时间短,只能应用于短时间的小手术,于是人们便开始寻找更加理想的麻醉药。氧化亚氮的替代物——乙醚出现在人们的视野中。1846 年 9 月 30 日,富于献身精神的美国医生摩尔顿在自己亲自尝试过乙醚的麻醉效果后,为一名牙痛患者迅速拔除了病齿。患者毫无痛觉,感到非常满意。摩尔顿是一个很有"专利保护"意识的人,为了保守"无痛拔牙"的秘密,他在乙醚中加入了颜色,并称之为"忘川"之水("Letheon")。同年 10 月 16 日,摩尔顿在公开演示"忘川"之水成功后,立即向专利局申请了专利。在获准专利后他才公开了乙醚的秘密。

其实,最早发现乙醚具有麻醉效果的是美国医生朗(Crawford W. Long)。1841 年,朗就发现吸入乙醚的效果与笑气引起的现象相仿,并且在 1842 年 3 月 20 日下午,朗用乙醚作麻醉剂为一位年轻人做了手术。这可以说是乙醚用作麻醉剂的第一个病例。但谨慎的朗没有立即发表他取得的成果,否则,最早将乙醚用于外科手术的荣誉无疑将属于他。7 年以后即 1849 年 12 月,他才将他的发现发表,但为时已晚了。

由于乙醚气味让人讨厌,而且具有极强的挥发性和燃烧性,乙醚的蒸气与空气混合后遇火能爆炸,因此亟须寻找到能代替乙醚的安全麻醉剂。科学家们发现了氯仿可用于麻醉,它优于乙醚之处是没有爆炸性,没有刺激性,有令人愉快的气味,作用比乙醚强,使用简单。但动物实验表明：氯仿麻醉后的动物死亡率比乙醚高，说明氯仿的毒性大。既然乙醚和氯仿都不是安全的麻醉剂，而化学界当时还不能提供更多的易挥发性化合物供试验，因此，人们一边寻找新的更为安全的麻醉剂，一边仍继续使用这两种麻醉剂，直到更为安全的麻醉剂问世。氯仿于 20 世纪 50 年代被淘汰，后只作为溶剂使用。以后依次被发现的更加安全的麻醉药有乙烯（$CH_2\!=\!CH_2$）（1908 年）、乙烯基乙醚（1930 年）、氟乙烯醚（第二次世界大战期间）、氟烷（1953年）、甲氧氟烷（20 世纪 60 年代）等。

以上提到的都是全身麻醉药（包括吸入性的和静脉注射的全身麻醉药），如果做很小的外科手术，似乎没有必要让患者完全失去知觉。特别是有些手术需要患者的配合才能顺利进行，如果患者完全失去知觉就无法配合了。这就涉及局部麻醉的问题，历史上曾经出现的局麻药有可卡因、普鲁卡因、阿米洛卡因以及酰胺类、芳香酮类、醚类等。这里就不一一详述了。

按照坊间流传的说法，手术红包也要有麻醉师的一份。这也从另一个侧面说明了麻醉在手术中的重要性，没有麻醉师的密切配合，手术也不可能成功。但患者却几乎从来不会知道更不要说去感谢研究麻醉药和生产麻醉药的人们，这些人的功劳也是不应该被忽视的。

白内障与眼科的历史

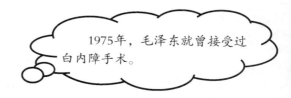

1975年，毛泽东就曾接受过白内障手术。

在普通人看来，人的眼睛是最娇贵的器官，很难想象在眼睛上动手术。何止普通人，即使在外科大夫眼里，眼睛也是最难下刀的人体部位之一。但是，眼外科又是古代世界上最先进的医学领域之一。

眼科手术中最常见的是白内障手术。

白内障是眼睛里的晶状体发生混浊的一种眼疾。其病因目前还不十分明确，一般高温多雨、光照很强、紫外线强烈的环境使得这些地区的中年人也很容易患上白内障。比如我国的福建、闽南地区就是白内障的高发区。由于还没有有效的药物能预防和阻止白内障的发生发展，所以手术是白内障患者复明的唯一有效的方法。1975年，毛泽东就曾接受过白内障手术。

眼疾在古代是一种发病率非常高的疾患，现实的迫切需要培养了古代眼科医生的非凡技艺。从有文献记载的历史来看，约公元前1900年巴比伦国王汉谟拉比所制定的著名法典提到了这类手术。

法典提到,用铜制柳叶刀可以治愈失明这一疾患。外科手术竟需要法律来加以规定,这一事实表明,此类手术在当时肯定是相当常见的。约 2000 年后,被称为意大利古典医学史中最有才干、最聪明的人塞尔萨斯,他生活在罗马提比略皇帝(公元 14—37 年)统治时期,他在医学著作中对一次白内障摘除手术做了详尽的描述。塞尔萨斯详加描述的这一手术现在被称作"白内障压下术"。在塞尔萨斯笔下,这一技术似乎已臻于完善。有人认为罗马医生的"白内障压下术"是从印度医学宝库中借鉴来的,因为在印度的医学典籍《妙闻集》(大概编撰于公元前的最后几个世纪)中有一部分专门谈到了眼科疾病,在谈到白内障压下术时,措辞用语也大体相同。

直到 19 世纪中叶,随着清王朝的衰落,帝国主义的入侵,西方医学才作为基督教传入手段在中国逐渐传播开来。1820 年,身为东印度公司医官的哥利支(Thomas Richardson Colledge)受命来华,他曾经目睹在广州、澳门街头有无数盲人,拄着拐杖在街头蹒跚而行,深为忧虑,誓以精力、财力解救这些眼疾患者。于是他在 1827 年开办了澳门眼科医院,这也是中国第一所西医医院,他希望用自己的新颖医术给贫病交加的人们带来光明。该医院仅在 1827—1832 年间,就治愈各类眼疾患者达六千多人,双目复明的也有许多。1834 年,美国传教士兼外交家伯驾(Peter Parker)来华;1835 年,他创办了广州眼科医局(Ophthalmic Hospital,即后来的博济医院),当时的眼科医院施行白内障手术居多。后来,加拿大传教士在四川开办了华西协和医院,以眼科为主,直到现在,那里依然是中国的眼科中心。

虽然从客观上讲,传教士和教会医院在把西医技术引进中国和培训医务人员上功不可没,但在这些传教士中,有些是为帝国主义的侵略政策服务的,也有一些是抱着人道主义或宗教信仰的原因来到中国行医的,还有一些甚至是利用教会医院进行新疗法、新药或它种试验的,医疗事故也屡见不鲜。

解剖的前世今生

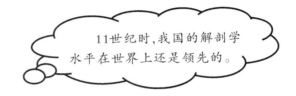

11世纪时,我国的解剖学水平在世界上还是领先的。

　　记得读医本科第一学年的时候,经常装做若无其事的样子,带着其他高校来访的女生小老乡(多半会选择晚上)在校园闲逛,炫耀自己学校的历史和建筑(自己也是刚刚才知道的)。绕到解剖学馆才是最终目的,这时会适时地对女生说:这是解剖学馆。当然,下一句阴阴的解释是必需的:这楼的地下室里有好多死人! 看着绝大多数女生花容失色或惊声尖叫,脸上便浮现出"歹毒"的笑意。

　　其实,对于大多数的中国人来讲,对于死人、坟场怀有一种敬畏的心理。虽然谁也没见到过鬼,但黑夜走过安放死人的地方心里多半会慌慌的。如果和普通民众提起解剖尸体,那更是难以接受。至于前面"地下室里有好多死人"的说法是吓吓女生的,现实情况是:在中国大多数医学院校的解剖室可用于教学的尸体极度缺乏。经常在媒体上看到的说法是:××医学院(医科大学)解剖教学尸体告急,或面临无米之炊等等。许多老师已经习惯于利用幻灯片(PPT)或挂图来上解剖课了,这也是许多临床医学毕业生走上工作岗位无法迅速上手(手术)的原因之一。

中国人凡事都喜欢讲自己有悠久的历史和传统,追溯起来:我国古代人很早就进行过尸体解剖,《内经》中已有关于人体解剖的记载,汉王莽时也曾由太医对被杀者尸体进行过解剖。到11世纪时,我国的解剖学水平在世界上还是领先的。

1238年,欧洲罗马帝国公布了《解剖法令》。到了16世纪以后,欧洲各国开始盛行人体解剖。而我国却由于历史条件的种种限制,特别是由于封建礼教思想的束缚,认为"身体发肤,受之父母,不敢毁伤",把遗体看得十分宝贵,致使我国的人体解剖学未能进一步发展。直到清末,西医已东渐,在洋务大臣张之洞和张百熙1903年主持制定的《奏定学堂章程》有关医学课程一条中,还有"……除以上各科目外,在外国尚有解剖学、组织学。中国风俗礼教不同,不能相强,但以模型解剖之可也"的规定。看来使用模型教解剖也是有"光荣"传统的。

在我国,法律首次允许解剖尸体是在1911年颁布的"刑事诉讼律"中规定的:"遇有横死人或疑为横死之尸体应速行检验","检验得发掘坟墓,解剖尸体,并实验其余必要部分"。虽然这一规定显得还很简单,而且也有许多不足,但这已经冲破了封建法典的长期束缚,为中国的法医解剖及解剖学发展奠定了法律基础。

从西医来华至今,已经走过百年的历史,民国初年各医学院校教学尸体来源匮乏的现象现在依然存在,而且已影响到正常的教学和科研工作。中国解剖学会的一份调查资料显示,在全国100多所大专以上的医学院校中,教学尸体和骨骼标本长期存在不足问题。能做到6名学生一具教学尸体的学校屈指可数,绝大多数学校是10多人一具教学尸体。使用前文所说的PPT和挂图示教的也不在少数。

目前我国各医学院校的教学尸体主要源于遗体捐献和因突发、意外死亡而无人认领的尸体。死后对尸体的解剖也是遗体捐献的另外一种形式。在国外，许多医院的尸检率超过 50％以上。德国法律规定，任何一位死亡者都要接受尸体解剖，只有医生出具了尸体解剖证明，才能火化。我国卫生部在三级医院评审标准中要求尸检率达30％以上，但实际操作中远没有达标。

观念的改变不是一朝一夕的事，就扩大解剖教学尸体源来讲，还有好多工作要做。

试管婴儿纪事

> 自1978年至今,全世界范围内试管婴儿已出生100多万例。

即便现在,一提起试管婴儿,脑海里浮现的依然是泡在甲醛溶液(福尔马林)大玻璃瓶子中婴儿标本的形象。可能是先入为主吧,在接触医学之前,初次接触试管婴儿的概念时,就纳闷婴儿怎么会在试管中成长并降生,当然,这只是直觉反应罢了,虽然现在看来有些愚蠢。

其实,试管婴儿并没有那么神秘,它的医学术语是体外受精-胚胎移植技术(in vitro fertilization and embryo transfer,IVF-ET)。这项技术分成几个阶段:首先要从妇女体内取出卵子,放入试管内培养;然后加入经过处理获得的精子,卵子在体外受精后,继续培养;最后,当受精卵发育成几个分裂球时,再将这早期胚胎转移到妇女子宫内,发育成胎儿、分娩。由于这个过程的最早阶段在试管内进行,故名"试管婴儿"。

同医学上绝大多数重大发现一样,试管婴儿的诞生也是经过多年的前期动物实验才成功的。世界上第一例试管婴儿的成功基于美籍华人生物学家张民觉在 20 世纪 50 年代所做的开拓性研究。他认为 1950 年代前，人们之所以未能如愿实现体外受精是因为所取用的精子大部分是未经活化获得的原初态精子。经过一番摸索能使精子在体外活化的方法之后，他终于在 1959 年成功地完成了兔子体外受精实验，而且还将受精卵移植到别的兔子的输卵管内，借腹怀胎，生出正常的幼兔，使他成为体外受精研究的先驱。他的动物实验结果为日后实现人的体外受精和试管婴儿的诞生打下了良好的基础。

在动物实验成功的基础上，1970 年，英国妇科医生帕特里克·斯特普托和剑桥大学生理学家罗伯特·爱德华兹博士开始了人的体外受精-胚胎移植的研究工作，并在 1974 年建立了此项技术原则。1978 年 7 月 25 日是一个被载入史册的日子，这一天，在英国曼彻斯特市郊外的奥德姆总医院，一个举世瞩目的女孩出生了。她就是人类最早诞生的试管婴儿，女婴经剖宫产取出，体重 2.6 千克，体格健壮、发育正常，取名路易斯·布郎（Louis Brown）。

此后，试管婴儿开始在其他国家陆续诞生：1980 年在澳大利亚，1981 年在美国等。以后此项技术在各国蓬勃展开，妊娠成功率迅速提高，在一些发达国家已建立了有关试管婴儿研究工作的规定及较完整的登记制度。自 1978 年至今，全世界范围内试管婴儿已出生 100 多万例。随着经验的积累和技术的进步，在 IVF-ET 原有的技术上，还发展了其他有关助孕技术，如配子输卵管内移植（GIFT）、合子输卵管内移植（ZIFT）、冷冻胚胎储存及赠卵体外受精-移植等，以进一步提高妊娠成功率，解决一些有特殊生育困难的问题。

1985 年 4 月 16 日，我国台湾省出生第 1 例试管婴儿；1986 年 12 月中国香港也出生 1 例。中国大陆在这方面起步较晚（1984 年开始实验研究），直到 1988 年 3 月 10 日，在北京医科大学第三医院（简称北医三院），首例试管婴儿终于诞生了。这是一个体重 3.9 千克、身长 52 厘米的女婴。为了纪念这一重大事件并感谢以北医三院妇产科教授张丽珠为首的北京医科大学生殖工程组的辛勤工作，女婴起名叫"郑萌珠"，"萌"取其第一的意思。到郑萌珠出世时，全世界"试管婴儿"已有 6000 例。

试管婴儿的降生，不仅是治疗不育症的一项措施，而且在生殖医学、遗传学等基础研究方面也有着广阔的前景，对计划生育和优生亦具有重要意义。

试管婴儿在为成千上万家庭带来希望的同时，也给社会法律、伦理道德等提出了新的课题。

剖宫产术本末

> 剖宫产并非最佳的分娩方式，盲目剖宫产并不利于孩子的成长。自然分娩仍然是理想的分娩方式。

影视剧里经常有女人分娩的镜头，大多数情况是随着产妇撕心裂肺的喊叫，婴儿咕咕坠地，镜头切换，母亲躺在床上，眼含幸福的泪水看着身边的婴儿，这就是顺产，自然分娩。有些时候也出现这样的镜头，医生从手术室出来对家属说，保孩子还是保大人，让家属左右为难。这种情况就是难产，一般需要施行剖宫产手术。在技术发达的今天，绝大多数剖宫产术中母子平安。在现代产科临床上，剖宫产已成为解决难产的重要手段之一。

剖宫产术通称为剖腹产，指在胎儿足月前或足月时切开孕妇腹壁及子宫壁，将胎儿及其附属物从腹部及子宫壁上的切口娩出的手术。迄今为止，剖宫产术的发展经历了尸体剖宫产、不缝合子宫的剖宫产、Porro 氏剖宫产子宫切除术、古典式剖宫产、经腹腔腹膜外剖宫产、腹膜外剖宫产和子宫下段剖宫产等几个发展阶段。

其实，人类的历史追溯到哪里，难产的历史就追溯到哪里，早期的难产应该归类于自然选择被淘汰那一部分，母子双亡是司空见惯的。人类又是从何时才尝试剖宫产的呢？国内有十分自恋的专家考证出有文献记载的剖宫产是在公元前,距今 2400 年左右,证据是《史记·楚世家》第十卷有"吴四生陆终,陆终生子六人,坼剖而产焉"的记载。专家说这是世界上有关剖腹产的最早记载,远远早于西方各国。按专家的理解,我无法想象六个孩子是都剖而产出了？还是其中一个或几个使用了剖宫产术呢？当然,还有一个可能,"六人"是孩子的名字。无论是哪种情况,最终母子均平安的结果更令人匪夷所思。

剖宫产术最早是何时由何人开创已无从考证。欧洲的情况是这样的：一些权威学者认为剖宫产术之所以古时被称作"恺撒"(Caesarean section),是因为古罗马王朝曾规定孕妇死后未经剖宫取出胎儿禁止入葬。恺撒也曾立法规定要把一切怀孕足月、即将分娩而又病危孕妇的子宫切开,取出她们的胎儿。这一阶段就是前文所说的尸体剖宫产阶段。

第一例对活孕妇施行剖宫产的是一位名叫努费尔(Jacob Nufer)的德国人(一说瑞士人)在 1500 年给他的妻子做了剖宫产,他的妻子一直活到第二个孩子正常分娩后。手术之所以成功,和先前的大量"动物实验"是分不开的,因为努费尔的职业是阉猪(一说屠夫),这也符合现代医学的实验动物学原理。此后,又有不同国家的开拓者为活孕妇施行剖宫产术。这一阶段的剖宫产术不缝合子宫切口,仅依赖子宫肌肉的自然收缩力止血,产妇死亡率极高。直到 19 世纪前半叶,剖腹产术死亡率依然高达 75% 左右。

由于当时还没有消毒观念,术后产妇子宫感染非常普遍,这也是死亡率居高不下的主要原因。直到 1876 年,波尔罗(Porro E)首次成功地切除了感染的子宫,使剖腹产术进入了新时代——Porro 氏剖宫产子宫切除术阶段,产妇死亡率骤降到25%。1882年,Sanger又首创子宫底纵切口剖宫产术(即古典式剖宫产术)。

19世纪末,外科麻醉、镇痛技术的出现,消毒观念被越来越多的手术者所接受,妇产科手术中也开始重视消毒原则。这进一步降低了剖宫产术死亡率,手术技术也逐渐提高。1908年,Latzko发明了从膀胱左侧窝剥离暴露子宫下段的方法,后来被改进为侧入式腹膜外剖宫产术。1912年,Kronig发明了现代广泛应用的子宫下段剖宫产术。

我国真正的剖宫产术起步较晚,第一例剖宫产是于1892年由Swan J M在我国广东省施行的,术后产妇因感染死亡。但我国现在的剖宫产率却是世界第一的,卫生部2002年全国性调查显示,剖宫产率为38%～61%,近年来有增无减。而世界卫生组织要求剖宫产率必须在15%以下,多数发达国家在20世纪80年代就已降到这一水平。

导致剖宫产率迅速上升的是各种"社会因素",甚至包含迷信因素。医学的发展,剖宫产的安全性大大提高,但专家指出:剖宫产毕竟是一种手术,既然是手术,其并发症就不可能完全避免。剖宫产只是解决难产和某些母婴并发症的一种手段,并非最佳的分娩方式,即使从优生优育角度看,盲目剖宫产并不利于孩子的成长。自然分娩仍然是理想的分娩方式。

人工呼吸话古今

> 伤病员呼吸停止后,若能及时采用人工呼吸术,往往会收到"起死回生"的效果。

　　现实生活中,普通人很少真正遇到人工呼吸。人们对人工呼吸的了解大多来自新闻报道或影视作品。一些影视作品经常拿美丽女主角需要人工呼吸作为噱头来炒作,借以提高收视率;也经常会有小男生幻想心仪的女生意外落水,自己人工呼吸英雄救美,最终赢得佳人芳心。人工呼吸在影视作品中很少有不成功的,加之往往伴随着美丽女主角的身影,因此,人工呼吸在许多人的印象中还会有些许浪漫色彩。

　　事实并非如此,需要接受人工呼吸的人绝不一定是美丽的女孩子,也绝不会面色安详、干干净净、甚或还略施脂粉、嘴唇圆润,躺在那里等你去一亲芳泽。这都是那些对人工呼吸怀有浪漫想象的人的想当然。不论是溺水、遭雷击、上吊,还是其他原因,伤者要么满身污秽,要么面目狰狞,要么兼而有之。即便是抢救环境条件非常好,要进行人工呼吸,也不一定非要采取口对口式的。口对口吹气法只不过是人工呼吸中常用而有效的方法中的一种罢了。

　　撕去人工呼吸的浪漫面纱后,我们再来看看真实的人工呼吸。对于医务人员来说,人工呼吸是一项最基本的急救技术。现在也经常对普通人进行急救知识培训,其中,人工呼吸是必备的一项。因为现实中需要人工呼吸时,医务人员往往并不能及时到场,而及时的人工呼吸抢救非常重要。实践表明,伤病员呼吸停止后,若能及时采用人工呼吸术,往往会收到"起死回生"的效果。人工呼吸不仅对人有效,前段时间有英国媒体报道说一警官在嗅探狗不慎窒息后,立即"嘴对嘴"为狗进行人工呼吸,终于救回了它的"狗命"。

　　我国历史上第一次关于"人工呼吸"的记载在我国东汉时代张仲景的《金匮要略》一书中。《金匮要略》在描述急救上吊自缢的患者时写道:"徐徐抱解,不得截绳,上下安被卧之。一人以脚踏其两肩,手少挽其发常弦弦勿纵之;一人以手按据胸上,数动之;一人摩持臂胫屈伸之。若已僵,但渐渐强屈之,并按其腹。如此一炊顷,气从口出,呼吸眼开,而犹引按莫置,亦勿着劳之……"这段文字所记载的急救方法类似于现在的"仰卧伸臂压胸法",也是完全符合人工呼吸的要求的。

　　在西方,最早提到人工呼吸方法的是著名的比利时解剖学家维萨留斯(Vesalius,1514—1564年)。他在给动物做解剖实验时发现,只要给剖开胸腔的动物的肺吹气,该动物的心脏就能维持更长时间的跳动。这还只是类似于人工呼吸的做法,但还没有用来治病。1666年,英国科学家虎克(Hooke)给一只剖开胸腔的动物联上个小风箱,把管子插到气管里,用风箱来维持动物的呼吸,动物可以不死。这种人工呼吸也没有被用来救治患者,虎克只是使用人工呼吸的方法阐明肺的呼吸功能。

　　1856年,霍尔(Hall)最早创用针对人的人工呼吸,他使用旋转推动患者躯体的方法促使患者被动呼气。1858 年，Silvester 使用人工呼吸方法使患者维持生命数小时至一天，这也是当时应用最多的仰卧式压胸法（Silvester 法）。另外还有俯卧式压背法（Schafer 法）。到了 1897 年，拉波得才真正把人工呼吸的方法介绍到治疗人体的疾病，用以急救某些濒死的患者。

在 100 多年的发展中，人工呼吸的方法也在不断创新中进一步完善。总结来看，人工呼吸的常用方法有以下几种：口对口吹气法、口对鼻吹气法、俯卧压背法、仰卧压胸法及仰卧伸臂压胸法等。在 20 世纪 30 年代，常用的仰卧举臂和俯卧按压下背胸廓等方法，因为效率低劣而被淘汰，代之为口对口（鼻）吹气。后来发明了简易呼吸囊，进而又出现人工呼吸机，应用至今。

2007 年，传统观念受到挑战，《柳叶刀》刊登的研究结果显示，如果在对心脏病患者急救过程中，仅实施胸部按压，而放弃人工呼吸，急救的成功率会提高一倍。也就是说：人工呼吸有碍心脏急救。研究者通过研究日本关东地区 4000 个心脏病突发病例发现，没有任何证据证明，人工呼吸对心脏急救有益处。美国也有学者提供了相似研究证明。

然而，这项新的研究成果也遭到许多传统心肺复苏术支持者的抵制。支持者认为人工呼吸仍然是救治突发心脏病患者的最好办法。胸部按压显然比什么都不做要好，但是配合人工呼吸效果会更好。

以上两种观点尽管有争议，但是双方也存在共识：胸部按压配合人工呼吸的急救方法适用于窒息急救。

关节"造假"史

现代社会"造假"如过街老鼠，但关节"造假"——人工关节却给无数人带来了福音，提高了他们的生活质量。

　　终于抓到了与自己有不共戴天之仇的冤家对头，你会怎么处置？有人说要手刃仇人，有人说要"以彼之道，还施彼身"，当然，还有一种更加残忍的做法，就是用武功捏碎仇家全身所有的关节，让他求生不能，求死不得。这是看武侠小说经常会遇到的情节，医生察看伤势后，大多会摇摇头说：即便华佗再世，也回天乏术啊！

　　关节对于人的重要性不言而喻，重大事件的关键之处大多用"关节点"来形容，疏通关系也经常称为"打通关节"。人身上的关节（特别是一些大的关节，比如髋、膝、踝、肩等关节）发生病变，人的行动就会受到影响，严重的就会瘫痪在床，生活不能自理，痛苦万分。于是，在100多年前，有人躺在床上幻想能否人工造出一个关节，安装在人身上，并且灵动如初，结果他被讥为疯子，最终被遗忘。有人幻想过后马上付诸实施，果然造出了一个，虽然不那么灵便，但他坚持不懈，总结经验，继续改进，结果他被称为天才的发明家，最终载入史册。

　　现代社会"造假"如过街老鼠，但关节"造假"——人工关节却给无数人带来了福音,提高了他们的生活质量。简单来说,人工关节就是以各种不同生物材料制成的模拟人体解剖关节,属于人工假体的一种。

文献记载,公元4世纪曾出现过用象牙制成的肩关节,但是如果说这是最早的人工关节并不能让人信服,因为之后很长一段时间未见相关记载。现代医学意义上的人工关节出现在1891年,德国人Gluck也采用象牙为原料,制成了包括股骨头与髋臼的完整髋关节,植入人体时使用了骨胶作为黏合剂,并用镀镍螺钉来固定。虽然这次手术最终没有成功,但他的尝试无疑为后来全髋关节置换技术的形成起到了启蒙作用。之后的几十年间,科学家们不断探索新的人工髋关节材料,先后试用过橡胶、玻璃、不锈钢、钴铬钼合金等材质,效果都不理想。但正是通过这些人工关节先驱者的不懈努力,经验才被不断积累起来。此期间,除了对材料的探索外,科学家们还在人工关节的结构、生物相容性、润滑剂、磨损试验等方面做了大量的工作,并卓有成效。

进入20世纪50年代后,才真正进入了现代人工关节发展时期,具有划时代意义的事件是在人工关节的骨水泥技术上取得了重大进展。英国人John Charnley通过多年的动物实验,进行关节摩擦和润滑机制的研究,确立了人工关节低摩擦理论,终于在1962年设计出金属股骨头和超高分子聚乙烯髋臼组合的假体,用聚甲基丙烯酸甲酯(骨水泥)固定,从而创建了低摩擦的人工关节置换术。其至今仍被人们称为人工关节的"金标准"。John Charnley也被人们称为"现代人工关节之父"。

随后的几十年,新材料不断被研制并应用于关节假体。就股骨头和髋臼来讲,目前存在的形式有超高分子聚乙烯(高交链)臼对钴铬钼头、陶瓷头对超高分子聚乙烯臼、陶瓷头对陶瓷臼、金属头对金属臼等多种选择。另外，为了防老化、减少并发症等，一度又出现了非骨水泥假体，近年来出现了混合型固定的全髋关节置换术。目前很多专家把混合型人工关节置换作为首选模式，比如骨水泥型假体和非骨水泥臼组合等等。

　　上文介绍的都是髋关节。相对来说，关节越小越不容易"造假"。因此，人工关节置换由髋关节起步，然后逐步拓展到全身其他关节，陆续发明的有膝关节、肘关节、肩关节和踝关节，继而指间关节、掌指间关节等等。由于人们对人工关节仿生效果的追求，加之技术上的难度，一些人工小关节，比如腕关节的发展直到今天仍然不能令人满意。

　　我国的人工关节置换术虽然起步要比国外晚20年，各地区间发展也极不平衡，但20世纪90年代以来，我国的人工关节水平逐渐与国际先进水平接轨，某些方面甚至达到国际先进水平。人工关节置换术已经成为比较成熟的手术。人工关节的需求市场十分巨大，目前，在我国每年约有3万～5万人接受人工关节手术，全世界每年有50万人接受人工关节术。同样由于市场巨大，加之技术垄断，也创造了我国医疗行业的另一项纪录：据说，人工关节置换在国内医生回扣排行榜上，名列第一，个别医生仅回扣一项年入200万并不奇怪。当然，这并不属于本文所要讨论的范围。

人体的"管道工"

——支架的历史

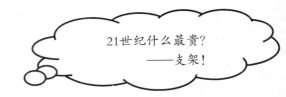

21世纪什么最贵?
——支架!

21世纪什么最贵?

许多人会回答:人才。

这是跟葛优学的。

心脏科医生会给你另外一个答案:支架。就是一种直径仅为2~4毫米,重量甚至不足万分之一克的"金属丝网"。据了解,目前在国内,普通金属支架每支价格不到2万元,而涂上一层药物后身价则达3万~4万元,号称史上最贵的金属绝不为过。其虽然奇贵,却不缺市场,每年大约有170万人需要购买它。

为什么会出现这种情况呢?

这还要从头说起。按照社会学家的理论,大部分人解决温饱并过上富裕生活只是最近几十年的事情,相对于漫长的人类进化发展的历史,真是太短不过了。在有文字记载的几千年历史上,绝大部分时间人类在为生存而斗争,贫困饥饿是常态,人类也就进化出了忍受贫困饥饿的基因。20 世纪 60 年代,伴随着发达国家工业化的发展,物质开始丰富起来,人类还来不及进化出应对富裕的基因,饮食无度,于是出现了庞大的富贵病患者群。冠心病就是富贵病之一。近些年,在许多国家包括我国,冠心病的发病率呈逐年上升并年轻化的趋势,已被称作"人类健康第一杀手"。

简单来说,冠心病就是心脏的冠状动脉硬化,变得狭窄,血流不畅,濒临阻塞,影响生活质量,进而威胁生命。支架发明之前,冠心病患者解除病痛的唯一希望就是冠状动脉搭桥术。但这种手术是外科手术中最复杂、最昂贵的手术之一,且死亡率较高。自从动脉支架发明后,情况大为改观,大部分患者无需打开胸腔,仅仅通过从外周动脉插入一根导管,把支架送到狭窄的冠状动脉,就可以解决问题,且比搭桥安全得多。

这样一来,支架就成了人体的管道工,疏通阻塞的管道(血管)。那么,这种发明的最初设想源自哪里? 支架又有怎样的传奇经历呢?

如果非要溯源,支架应该是受到古埃及人用芦苇管导尿的启发,这未免有些八卦,最切实的答案应该是受到人类血管造影术的启示。1929 年,有科学家从上臂静脉把导尿管插入自己的右心房首创心导管造影术,并获得了诺贝尔奖。直到 1969 年,Dotter 才首先提出了血管内支架的设想,并且成功通过动物(狗)实验。

第一个在心脏的冠状动脉内植入支架的人是一位年轻的德国医生——安德里亚·格隆茨戈(Andreas Gruntzig)。据说,他当年是在自家厨房里研制出来这一器械的。早在 1974 年,他就发明了双腔带囊导管,比 Dotter 的同轴导管更先进。1976 年,他在美国心脏学会大会上介绍自己的发明,却招致一片质疑声。然而一年以后——1977 年,一个伟大的时刻,格隆茨戈成功地为一个在清醒状态下的患者做了冠状动脉成形术——把这种支架放进冠状动脉,使血管的狭窄处得到了扩张。这也是介入心脏病学的开端。

30多年来,全球心脏介入手术病例越来越多,其中80%多使用支架。心脏导管治疗冠状动脉狭窄的方法多年来变化并不大,但对支架的改良却一刻也没有停止过。大体说来,可以从材料、形态、投递技术上各自分许多种。比如按材料区分,第一代动脉支架可称为金属支架,如镍钛合金、金属不锈钢圈、超薄壁无缝钢管等等。由于人体对金属的排异反应,许多患者会在金属支架周围出现严重的瘢痕组织增生,进而使动脉重新狭窄,甚至堵塞。

于是,第二代动脉支架——镀膜支架产生了,所谓的膜就是在金属支架表面"镀上"一层药膜。这种支架植入体内后,药物便会缓慢释放出来,抑制瘢痕组织在支架周围生长,保持冠状动脉通畅。相对于药物涂层心脏支架,没有涂药物的支架又称为裸支架或传统支架。由于药物涂层支架上的药物是缓慢释放或洗脱的,所以又称为药物缓释支架或药物洗脱支架。

药物洗脱支架一直被认为是冠心病"介入治疗"的一项革命,其涂层里的药物会持续而稳定地释放出来,解决了安放裸支架后常常出现的血管再次狭窄的难题。即便如此,药物支架近年来也不断受到效果和安全性方面的质疑。比如,2006年世界心脏病学大会上有专家指出"药物洗脱支架将使患者的死亡率增加"等。20世纪90年代,具有放射性作用的支架也曾进入研究者的视野。

药物支架取代裸支架是一种必然,药物支架未来将主导整个冠心病介入治疗。但支架上的药物终会耗尽,到那时,医生和患者又将面对原先的问题。市场也在呼唤新型的药物支架,即第三代动脉支架。据说,比利时科学家已报道了一种新型动脉支架——可溶性支架。

　　除心脏支架外,理论上只要是人体中阻塞不畅的腔管都可以放入支架。但支架介入术不是治本的,只是治标。比如下水道堵了,把堵塞的东西弄走,就可以通了,但不能保证垃圾不会再次出现。治本的办法是杜绝垃圾进入下水道。

　　因此,支架顶多就是一个身体的管道工,要想全身畅通,健康生活、积极预防、不淤塞管道更为重要。

角膜塑形术溯源

> 人类历史有多长,近视的历史就有多长,矫正或治疗近视的历史则要相对短很多,非手术治疗近视的历史更短。

　　十几年不见的老同学喜相逢,刚一见面,老同学立即就认出我来,但还是很惊讶地问:怎么戴上眼镜了? 我自我揶揄:这不是显得有学问嘛!

　　诚然,要是放在十几年前甚至更早,眼镜(本文的眼镜若非特别说明,一律指近视镜)确实是知识、学问的象征,社会上戴眼镜的人并不多。人们也普遍认为埋头苦读、经常用眼的人才会把眼睛累近视了。再看看现在,眼镜几乎要普及了,特别在青少年群体中,还不包括一定比例的隐形眼镜。

　　可以说人类历史有多长,近视的历史就有多长,矫正或治疗近视的历史则要相对短很多,特别是非手术治疗近视的历史更短。本文仅探讨近视非手术矫治方法中的一种——角膜塑形术的历史。

　　角膜塑形技术(orthokeratology)是近几十年才逐步发展起来的一种非手术治疗近视的方法,通过佩戴透氧硬性角膜接触镜(rigid gas permeable contact lens,RGP),其实就是一种具有矫正视力功能的隐形眼镜(俗称硬镜),来增大角膜表面曲率半径,达到减低角膜屈光度,进而治疗近视的目的。而我们平时所说的隐形眼镜一般指软性隐形眼镜(俗称软镜),不具有矫正视力功能。

1887年,德国人缪勒(Muller F A)制作出第一只玻璃材料的隐形眼镜,最初的想法并不是矫正视力,只是想用于保护患者暴露的角膜。当时的镜片直径很大,戴着也很不舒适,更不要说矫正屈光不正了。几十年没有什么进展,1937年,出现了PMMA材料(聚甲基丙烯酸甲酯),取代了原始的玻璃材料。但直到1948年,才研制出了角膜形硬镜,镜片直径小于角膜,真正开始了具有现代意义的硬镜片时代,并且应用到临床。PMMA材料镜片相对于玻璃材料有显而易见的优点,比如良好的光学清晰度、良好的抗变色性和良好的可加工性等等。但PMMA最大的缺点是它缺乏透氧性,而缺氧会改变眼的生理状况,科学研究人员也证明长期佩戴PMMA镜片会造成角膜慢性缺氧等严重问题。

于是,科研人员的目标便明确了,即找到一种能够透氧的硬镜材料,更好地满足角膜新陈代谢的需要。1971年,第一种硬性透氧性隐形眼镜(RGP)材料,即酸酯丁酸纤维素(CAB)开始出现在隐形眼镜领域,自此开始了硬镜的RGP时代。

与框架眼镜相比,RGP不但具有视野宽广、视物清晰、自然、不变形,外表美观等优点,还有成形性好,不容易变形,所用材料的透氧性高,可使氧气顺利到达角膜,使角膜更好地"呼吸",与眼睛有更好的相容性,光学矫正质量高等优点,尤其对高度近视、高度散光的患者矫正效果更好。对于各种原因造成的角膜不规则散光(如圆锥角膜、角膜屈光手术、外伤手术后等),RGP是唯一能有效提高视力的矫正方法。安全性方面更是没的说,只要验配使用得当,几乎不会出现像"角膜感染"这样严重的并发症,患者可以在医师的指导下放心地长期佩戴，国外 RGP 佩戴者有些可戴镜长达 20 余年。

自 1971 年（第一代镜片）以来，RGP 的材料不断在改进和发展，逐步符合眼部的生理和舒适要求。先后出现的有：1974 年在美国芝加哥推出的 Orthofocus 逆转球面设计；1989 年出现的运用逆几何学镜片创立的速效角膜塑形技术（第二代镜片）；1994 年出现并获得专利的 SightForm 非球面逆转技术；1996 年，美国验光师 Reim 博士设计出分光学弧、佩戴弧、线弧和周弧四部分的 Dream Lens（第三代镜片）。

1994 年以后，角膜塑形术得到了蓬勃发展，这是因为新设计和验配的镜片临床效果远远好于此前的几十年。现在，一种更有前景的 RGP 是角膜塑形镜（orthokeratology，Ortho-K，简称 OK 镜），这是一种特殊设计的 RGP，通过对角膜合理的物理性塑形，能快速降低近视度数，明显提高中、低度近视的裸眼视力，使患者白天摘掉眼镜。它可以有效控制近视度数增长，尤其适用于 18 岁以下近视快速发展的青少年。

OK 镜并非像某些人想象的那样到一个眼镜店，验光后就可配镜，它是需要在具有多年从业经验的专业医生的指导下才能进行的医疗活动。美国 FDA（食品与药物管理局）虽已批准个别材料用于角膜矫形，但仍持保留态度，认为此治疗目前并不成熟。

OK 镜在我国开展是近几年的事，但并非一切都 OK。由于最初相关监管和市场准入制度的不到位，国外商家利用大多数中国眼科医生和消费群体对现代角膜塑形术治疗近视的真正益处及危险了解不多这一情况，将经济利益作为第一追求。结果不用想也能猜得到：全国一哄而上，遍地开花，由于绝大多数达不到标准，效果可想而知，然后投诉声一片，现在在中国，OK 镜几乎成了骗子的代名词。整个市场已经被毁掉了，真正的业内人士有苦难言。

医用机器人轶事

医用机器人将与人类生活走得越来越近，但也有人担忧：随着机器人与人类发生直接接触的机会越来越多，潜在的危险也在增加

如果只是顾名思义，提起机器人，人们自然会想到它们具有人的外形，可以替代人做各种事情，而实际上它们却是人类造出来的一种机器。最理想状态就是能够完全替代人类工作的机器人，但迄今为止还没有造出来，只在文艺作品中才会出现，比如电影《魔鬼终结者》中的一系列机器人。当然，如果真的发展到那个阶段，人类的命运也就堪忧了。

我一直认为，从某种程度上说，懒人创造了世界。人类为了减轻工作的负担，促进了各种替代人类部分或全部工作的机器或工具的发明。机器人一词最早诞生于科幻小说中，1920 年捷克作家卡雷尔·卡佩克发表了科幻剧本《罗萨姆的万能机器人》。在剧本中，卡佩克把捷克语"Robota"写成了"Robot"，这就是现在所用的机器人单词。而"Robota"的本意是奴隶的意思，说明作者最初的设想也就是造一个听话、能干活的奴隶。

人类对机器人的幻想和追求自古以来就没间断过,就拿我国来讲,西周时期,就有能工巧匠研制出了能歌善舞的伶人,这是我国最早记载的机器人。后来又有鲁班造能飞行的木鸟,诸葛亮造"木牛流马"等等。但最早有意识制造医用机器人的是个法国人,他造的其实是个机器鸭,1738年,法国人杰克·戴·瓦克逊发明了一只会嘎嘎叫、会游泳、喝水、能进食和排泄的机器鸭。他的本意是想把生物的功能加以机械化而进行医学分析。

现代机器人的研究始于20世纪中期,1954年美国戴沃尔最早提出了工业机器人的概念,并申请了专利。但现代机器人技术发展最快的却是日本,1980年,日本已普及工业机器人,日本也因此而赢得了"机器人王国"的美称。

机器人问世已有几十年,但对机器人的定义至今仍然没有一个统一的意见。原因很简单,主要是机器人研究发展太快了,新的机型和新的功能不断涌现。我国科学家对机器人的定义是:"机器人是一种自动化的机器,所不同的是这种机器具备一些与人或生物相似的智能能力,如感知能力、规划能力、动作能力和协同能力,是一种具有高度灵活性的自动化机器。"

医用机器人是其中一种,目前常见的医用机器人主要包括脑外科机器人、创伤骨科机器人、脊柱机器人、关节机器人、康复机器人以及计算机辅助手术机器人等。比如德国开发出帮助脑卒中的患者恢复行走的机器人等。

美、日、法等发达国家从20世纪90年代开始致力于研究医用外科机器人,并应用于临床外科手术。我国第一台医用机器人主刀手术是在1997年5月5日下午,由海军总医院与北京航空航天大学机器人研究所共同研制成功的第一台医用机器人,在两名医生和一名计算机专家的共同指令下首次完成立体定向颅咽管瘤内放射治疗术。这是我国第一代医用机器人系统首次应用于临床。1999年研制成功第二代机器人,实现了无框架定位手术。而这一年末统计显示,世界全部服务机器人至少为6600台,其中医用机器人已占12%。随后,我国又研制出了第三、四、五代机器人,相继具备了远程操控、立体定向、人脑的空间环境数字化等功能,使手术更准确、更安全。

目前的技术水平已经达到了生产微型机器人的阶段,美国科学家和欧洲科学家已经成功地研制出用于人类血管治疗的微型机器人。纳米技术将带给医学一场前所未有的技术革命,只有细胞般大的纳米医用机器人可完全控制体内显微手术。研制在血液和细胞介质中工作的纳米医用机器人,在不久的将来就会制造出可以在毛细血管里运动的机器人,可进行病毒、细菌或癌细胞清除、代替外科手术修复心脏、大脑和其他器官等,还可进行定位给药、显微注射等。

可以肯定的是,医用机器人将与人类生活走得越来越近,但也有人担忧:随着机器人与人类发生直接接触的机会越来越多,潜在的危险也在增加。我想他是看《魔鬼终结者》看多了,但仔细想想,他说得也有些道理。

光明重现
——角膜移植的历史

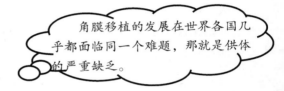

角膜移植的发展在世界各国几乎都面临同一个难题，那就是供体的严重缺乏。

"我志愿将自己遗体的眼球无条件地奉献给医学事业，为盲人重见光明贡献自己最后一份力量。请亲属或执行人遵照我的意愿办理有关事宜。"——×××（签名）。

这是一份普通的志愿死后捐献眼球的人员须填写的《志愿书》文本，由公证机关予以公证后，便生效了。其结果是：一个生活在黑暗中的人因此重见光明，正常人或许根本不会意识到有多么重要的光明。

重见光明的过程就是一个已非常成熟的角膜移植手术。角膜移植术就是除去混浊角膜或者病灶，以透明、健康的角膜取代，使患眼恢复视力。眼角膜移植是治疗因角膜类疾病而致盲的唯一有效办法，是器官和组织移植的组成部分。

远古时代，医学技术十分落后，人们经常借助神话、传说来表达现实生活中的无奈与幻想。就器官移植来讲，荷马在《伊利亚特》中描绘了一个狮头、羊身、蛇尾，并且背部及尾部又分别伸出一羊头和蛇头的吐火女怪，她叫做凯米拉。这个怪物，显然是经历了人们奇特、大胆的想象多次移植的产物。在现代移植学中，凯米拉成为一个医学术语，译为嵌合体。我国战国时代的典籍《列子》也记载过一例很奇特的移植手术。神医扁鹊为两个有天生性格弱点（一个善于谋略而优柔寡断；另一个头脑简单而气盛，不专注，他们这些天生的毛病恰恰互补）的人施行了换心手术，最终病患得以治愈。这一记载虽然明显失真，想象的成分过多，但它毕竟是医学史上第一次关于异体器官移植的报道，国际器官移植学会因此把扁鹊作为器官移植的鼻祖。

同样是器官移植，角膜移植则没有那么久远的传说历史（严格来说，角膜移植只能算是组织移植，是最先取得成功的异体组织移植技术）。最早的文献记载说早在1796年英国人第一次提出了"角膜移植"的设想。但直到1824年，赖辛格（Reisinger）才首次设计出了角膜移植术，并成功地给鸡兔施行了异种角膜移植。既然动物之间可以进行移植，并取得了成功，那么能否把动物的角膜移植到人身上呢？由于受供体、技术、伦理的影响，人与人之间角膜移植直到多年以后才有人尝试。首次异体眼角膜移植是由一位爱尔兰内科医师比格于1840年前后完成的。比格在第一次撒哈拉沙漠战争中被阿拉伯人俘虏，他在被拘禁期间做了角膜移植手术——将从羚羊眼球上取下的角膜移植到人的眼球上。

从最初的设想到动物试验，再到美好的理想最终成为现实，人类花费了100多年时间探索。1906年，Zirm医生实现了人类首例同种异体角膜移植手术，他把一个因眼外伤而摘除的眼球上的角膜，移植给了一个因碱性烧伤而失明的患者，患者的视力得以恢复并终身保持。

角膜移植手术大体上可以分为两种类型：一是板层角膜移植术，即在手术时切除角膜前面的病变组织，留下底层组织作为移植床；二是穿透性角膜移植术,这是一种以全层透明角膜代替全层混浊角膜的方法。两种手术类型各有其适应证,按其手术目的可分为光学性、治疗性、成形性、美容性等多方面。

角膜移植的发展在世界各国几乎都面临同一个难题,那就是供体的严重缺乏,许多发达国家为此作了相应的立法。如美国 1968 年的统一解剖法案和 1984 年的全国器官移植法案;日本 1968 年制定的《眼角膜移植法》;我国台湾地区 1982 年施行的《眼角膜移植条例》等。结果是供体匮乏的形势依然严峻。

既然供体紧张,能否利用自己的健康眼角膜来治疗另一只受损的眼睛呢? 根据干细胞的概念,1960 年 Strampelli 描述了自体角膜缘移植术,1989 年 Tseng 等创立了自体角膜缘移植术。该手术成功实现将自体健康眼角膜缘含干细胞组织在内的球结膜片移植到患眼受损的角膜缘处。此期间,西方国家首次总结提出了"角膜缘干细胞"的概念。自体角膜缘移植虽然不存在免疫排斥,移植成活率也很高,但仍存在许多难题,有待进一步探讨和研究。

科学家们一直在不断地努力尝试发明更加完美的角膜移植技术,比如人工角膜等。前几年,美国加利福尼亚大学眼科研究院宣布,他们的科研人员已成功地将试管培育出的眼角膜移植给 5 位盲人患者,使他们重见光明。这无疑是世界眼科医学技术上的一项革命性的突破。

在我国,眼角膜供体更是严重缺乏。统计数据显示,我国每年仅有 3000 人被施以眼角膜移植手术得以复明,而按照国际比例,我国每年应做 20 万~30 万例的眼角膜移植手术。一些省份眼角膜库存竟然为零,因此,重见光明的路还很长。

卡默特＋介林＝？

卡介苗就是一种预防结核病的疫苗，除能预防结核病外，还有防治麻风病的作用。

　　如果问卡默特和介林是什么，可能没有几个人能答得上来。如果我告诉你这是两个法国科学家的名字，完整表述是卡默特（Albert Calmette）和介林（Camille Guérin），可能还会有许多人一脸茫然：这两个人都干什么了？如果我告诉你，把这两个人名字的首字母连在一起就是他们的发明成果——卡介苗（Bacillus Calmette-Guérin，BCG），马上会有许多人用手挠头：怎么这么熟悉？卡介苗是预防什么病的？

　　那么，我再提示你：露出你的左上臂，上面一定有 2～3 个几乎是你记事的时候便已存在的丑陋的疤痕，那就是卡介苗给你留下的记号。卡介苗接种被称为"出生第一针"，所以在产院、产科新生婴儿一出生就会接种。如果出生时没能及时接种，在 1 岁以内一定要到当地有关部门去补种。有这样一句顺口溜：儿童要防痨，快种卡介苗。没错，卡介苗就是一种预防结核病的疫苗，除能预防结核病外，还有防治麻风病的作用。

19世纪,肺结核被称为"白色瘟疫",即"痨病"。不知有多少人曾被这种无情的烈性传染病夺去了亲人或朋友,名人中便有卡夫卡、肖邦、契诃夫、雪莱、萧红等一长串我们熟悉的名字死于肺结核。卡介苗的发明来自牛痘的经验。1882年,"细菌学之父"——德国的柯霍(Robert Koch)首次发现结核杆菌后,在1907—1920年间,卡默特和介林将一株毒力很强的(对一头500千克的牛具有毒力)牛型结核分枝杆菌在甘油、胆汁、马铃薯培养基上进行连续移植培养和传代。经过13年230余次传代,终于在1920年经豚鼠、兔、马、牛、猴等动物试验证实,这株结核菌已失去致病力,对人和一般动物均不致病,并且其免疫原性得到了保持。1921年将这株活菌制成疫苗,首次用于一名其母死于结核病的婴儿,结果良好,遂于1924年公布于世。为了纪念发明者,将这株减去毒力而又能产生特异性免疫力的活结核杆菌命名为"卡介菌",将这一预防结核病的疫苗定名为"卡介苗"。目前,世界上多数国家已将卡介苗列为计划免疫必须接种的疫苗之一。

卡介苗在最初推广中,差点因为一次失误事件而断送了前程。那是在1929年,在德国一所医院里发生了一件不幸的事件。271名新生儿在服用该院制造的卡介苗菌苗后,大多数的新生儿得了结核病,其中有77名死亡。这一灾难性的新闻,令世界大为震惊,使人们对卡介苗的安全问题产生了怀疑,也曾一度阻碍了卡介苗在欧洲的推广使用。

后来经过仔细调查才真相大白,原来这个医院的院长出于善心,从巴黎引进了卡介苗的菌种,在自己医院中制造菌苗。但是由于手下人疏忽大意,误将一株毒力很强的人型结核菌混入其中,经过查实,这所医院确实曾保存过一株强毒的人型结核菌,并且与一般的卡

介苗菌种有本质的区别,这才为卡介苗伸了十多年的不白之冤,为卡
介苗恢复了名誉。

　　迄今为止,卡介苗预防结核病的应用已有半个多世纪,可说是人
类历史上使用最多的疫苗。有资料显示,从 20 世纪 20 年代以来,全
球卡介苗接种人次数已达 30 亿之多,但其成效在近 30 年来备受质
疑。尽管如此,在结核病中高度流行区,为新生儿接种卡介苗还是有
其重要意义的,但不应作为控制结核病的主要措施。

氧疗史话

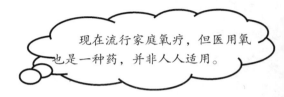
现在流行家庭氧疗，但医用氧也是一种药，并非人人适用。

近几年，几乎每次高考的前几天，都会有考生为减压进入高压氧舱的报道。同样，也不时地有白领排队进高压氧舱减压的新闻出现，吸氧似乎成了时尚。要知道，高压氧舱是医疗上用于急症治疗的设备，据医学专家讲，健康人吸氧还不如呼吸新鲜空气呢。某种程度上来讲，医用氧毕竟是一种药，况且，吸氧也并非有益无害，弄不好也会带来安全问题。

就治疗吸氧来说，除前文提到的高压氧外，还有一种就是常压氧，比如为了解决高原缺氧的难题，青藏线列车的每节车厢内都配置氧气面罩以供吸氧。

作为一种医疗手段，吸氧已有 100 多年的历史了。但我们还是先了解一下人们最初对氧气的认识吧。

17 世纪中叶以前，人们对空气的认识还很模糊。到了 18 世纪，通过对燃烧和呼吸的研究，学者们才开始认识到气体是多种多样的。包括氧气在内的一些气体陆续被发现，但氧气的发现过程是其中最为困难和曲折的。经过英国化学家波义耳、福克、梅耶、赫尔兹、布拉克等气体化学研究先驱者的不懈努力和经验积累,1766 年,英国物理学家、化学家卡文迪许(1731—1810 年)通过气体性质实验,确认存在有一种不同于空气的气体,并将其命名为"可燃空气"。1775年,英国化学家普利斯特列(Priestley)继承了本国先辈发明创造的实验技术,从氧化汞中成功提取出了氧气,并因此而被称为"气体化学之父"。次年,法国人拉瓦锡(Lavoisier)从空气中分离出氧气,根据希腊语"可生酸"的意义,将氧取名为"oxygen"(酸素),也就是我们今天所说的氧气。

18 世纪 80 年代,人类发现氧气的存在后,也慢慢地认识到氧在生命运动中的机制,氧气逐渐被利用到各种疾病的治疗中。最早发现吸氧具有治疗作用的人是普利斯特列,据文献记载:他在实验制取氧气后(当时还没有命名为氧气),把蜡烛放在这种气体中,发现火焰比在空气中更加炽热明亮。他还把老鼠放进去,发现它比在等体积的寻常空气中活的时间约长了 4 倍。他亲自尝试了一下,一吸进去,便"觉得这种空气使呼吸轻快了许多,使人感到格外舒畅"。可惜的是他并没有继续研究下去。

1795 年,著名医生贝多斯(Beddoes)发明了吸氧装置并将氧气用于临床救治工作;1798 年,他在英格兰 Clifton 创办了肺病研究所,并开始了氧疗。

1834 年,法国人 Junod 建造了一个铜舱,用高气压治疗患者,据称对肺部疾患取得了良好疗效,此后,高气压疗法开始在欧洲广泛应用。1860 年,加拿大渥太华建成了北美第一座治疗用的高压氧舱。1887 年,Valenzuela 第一次成功地在加压舱内用纯氧治疗疾病。

第一次世界大战期间,霍尔丹用氧气成功地治疗了氯气中毒,引起医疗界的轰动,氧疗被确立为一种疗法。1924年,霍尔丹为受伤士兵吸氧,战伤的死亡率大大降低,使人们对氧疗更加重视。之后,随着医学研究的不断深入,制氧技术的不断发展,补给氧气慢慢成为医院的重要常规治疗手段。后来,高压氧医学获得稳定而迅速的发展。1950年,Paek等人用高压氧治疗一氧化碳中毒和厌氧菌感染,取得极好疗效;1956年,荷兰人Boerema将高压氧用于心脏植入式手术并取得了成功;1960年,Boerema发表了"无血生命"(life without blood)的论文,引起医学界轰动。

20世纪60年代后期,美国医学家开始系统观察氧疗对慢性低氧血症的疗效。从70年代开始,氧疗逐渐进入家庭。90年代初,随着移动式制氧机的出现,家庭氧疗开始变得方便、经济、安全,并成为许多疾病出院康复期患者的一种重要治疗手段和预防病情急性发作的生命保障手段。

21世纪,氧疗已开始广泛应用于美容领域,受到人们的喜爱,结果也导致现在有很多人在家里自备吸氧设备,时不时拿出来吸一下。针对这一现象,还要再强调一句话:医用氧是一种药。也就是说,在家吸氧并非人人适合。

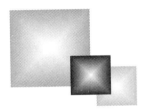

Chapter 4

说 古 论 今

就"妖魔化"你了，怎么着？

"妖魔化"医生的现象愈演愈烈，极大地伤害了医务工作者的自尊和感情，使本已紧张的医患关系更加恶化。

　　在 GOOGLE 里键入"妖魔化"和"医生"进行搜索，令人震惊的是，相关结果竟然有 11 万多条。一个不可回避的事实是：医生的公众形象正在经历着一场严重的危机。有报道说：有的患者看病时，居然带着录音笔、摄像机，将医生的一言一行都记录下来，以便准备随时"对簿公堂"。"妖魔化"医生的现象愈演愈烈，极大地伤害了医务工作者的自尊和感情，使本已紧张的医患关系更加恶化。

　　其实，中国是有"妖魔化"医生的历史的，最早可以追溯到西医来华之初，一个典型的事件就是"天津仇教案"。在当时的天津有一个恶劣的习俗，贫苦人家经常把无力抚养的孩子丢弃在道边，或者扔到河里淹死。天主教的医生僧侣，可怜无辜的生命，专门收养这些弃儿，养在医院，有病的加以治疗。这本来是一项慈善事业，却被一些无知者以讹传讹，最终竟然在社会上传说，教会中的医生收取弃儿，藏在医院及教堂中，把小孩用来配药剂或者作为祭祀的贡品等。在

1870年6月21日,天津一些人聚众到教堂"说理",最终打死教会医院的僧侣多名,焚毁教堂。

当年的传教士医生被"妖魔化",他们有着先天条件:侵略中国,在情感上民众不接受;西医外科,"鲜血淋漓",在心理上民众无法接受;洋人"赤发蓝眼",符合民众心目中"妖魔鬼怪"的形象。当然,很大程度上是由于民众的认识程度有限,产生误会才引发的。

当今医生被"妖魔化",除了我们医生自身应该反省的原因外,我认为还有一个原因就是互联网的迅速发展,进入了"草根文化"时代造成的。君不见,绝大多数"妖魔化"内容的文章是网友的帖子,真正的主流媒体并不多。一个小小的事件一经热炒,便能引出"惊天大案",网络的"言论自由"、"宣泄自我"的特性,给了所有人表达自我的空间。

前些年"超女"热时,一评委问一跑调的女生:"唱歌跑调怎么还来参加超女?"女生回答:"跑调和参加'超女'有关吗?"

同样道理,面对大多数无辜的医生,网友睥睨:就"妖魔化"你了,怎么着?

医生无间道

医生的职业事关人的生死，生死两重天，终身禁入政策定会使那一小部分心猿意马的医生时刻想到悬在头上的达摩克利斯剑。

　　生活的压力，紧张的工作，略显平淡、几乎千篇一律的日复一日让人逐渐生出些许烦躁和茫然，幸亏有网络，其中经常会出现一些新奇刺激的新闻，让我乐此不疲（这也证明本人是一个无聊、乏味的人）。

　　给大家一新闻标题，先镇大家一下："医生手术时打电话切掉产妇子宫"。真的是很抓读者眼球，"茫茫人海"我一下就看到了，第一反应：无良记者瞎编，赚点击率，骗稿费。手术中怎能接电话呢？于是习惯使然，我把"手术"和"接电话"两个看似不相干的词输入GOOGLE一检索，结果竟然显示两者"密切相关"：

　　"江苏：医生手术时打电话产妇阑尾竟被切除"

——《新闻晚报》2006 年 6 月 9 日

　　"主刀医生手术中接电话 40 分钟致手术失败成被告，患者术后面神经瘫痪，患者认为是医院造成的医疗事故并告至法院，向武警总医院索赔 18 万元。"

——《京华时报》,2005 年 12 月 1 日第 A10 版

"医生手术中连接两个电话,刀下患者惊魂出冷汗"

——广州某医院

……

我也惊出一身冷汗,估计大多数看了新闻的人会发誓马上开始锻炼身体,千万别得什么病啊!

我们医生这是怎么了？近来许多业内和业外的专家也在分析部分医生道德滑坡的根源:医学教育阶段重技术轻人文,致使现在的医生人文关怀缺乏;管理体制问题突显;投入与产出(工资)不相符;社会道德整体滑坡等等,不一而足。

我们暂不去讨论医生在手术过程中到底能不能打电话,我们先来看一个古代的医疗事故处理的例子:眼病在古代是一种发病率非常高的疾患,现实的迫切需要培养了古代眼科医生的非凡技艺,但医疗事故或者说手术失败也是难免的。约公元前 1900 年,巴比伦国王汉谟拉比所制定的著名法典里提到:若用铜制柳叶刀做大手术失败,比如说将患者治死了,或者手术切开脓肿时毁坏了眼睛,惩罚的方法是砍断医生的手;如果医生给奴隶做大手术失败,将他治死,则赔偿主人另一个奴隶;若只是手术失败弄坏了眼睛,则赔偿奴隶的半价。

一些无良医生看到这,想必也会惊出一身冷汗。因此,我认为除了上面所说的那些原因外,还有一个重要原因,就是相应医疗事故的处理办法不够严厉。虽然我国已经有了《执业医师法》和《医疗事故处理条例》,但针对具体的医疗事故没有相应的惩罚(或者说处理)办法;加之大多数医院总是从保护自己的利益出发处理问题,处于弱势地位的患者几乎无法与医院抗衡,大多被私下安抚了事。这也是偶

尔揭露出来就引起这么大反响的原因:民愤已压抑太久。

　　我这里并不是主张现在对待发生事故的医生依然采取断手、断脚的惩罚,我们不妨发挥"大胆的假设"的科学精神,试想对于完全由于医生渎职引发的事故,采取严厉惩罚,至少终身取消其行医资格,有刑事责任的另追究。对比美国的股票市场和新加坡的市容与卫生政策,毕竟医生的职业事关人的生死,生死两重天,终身禁入政策定会使那一小部分心猿意马的医生时刻想到悬在头上的达摩克利斯剑。

　　地狱无间,出来混的,迟早要还的!

医改该有怎样的立场：
屁股决定大脑？
——兼评宿迁医改

> 医改的主要目的是改变目前占我国人口绝大多数的农民和部分城市底层居民的公共卫生和看病难、看病贵问题，这些人才应该是医改要面对的主角。

医疗改革一直是热门话题，这样的热主要体现在理论探讨上的热，改革付诸实施的"热"却不见多少，甚至可以说非常少。理论上的探讨概括起来分三种：纯学理上的；理论工作者或者说学者走马观花考察后发表理论高见的（几乎没有人花长时间考察医改一线，所以说"走马观花"）；还有就是既不考察也没理论素养空发惊人之语的（网络语言叫灌水）。勇敢的宿迁人被迫进行的低调医改尝试，还未见最终结果，却招来满城风雨。

正因为近年来我国医疗行业屡遭诟病的现实，才有了医疗改革前提需要。医改的主要目的是改变目前占我国人口绝大多数的农民和部分城市底层居民的公共卫生和看病难、看病贵问题，这些人才应该是医改要面对的主角。我们再来看看热火朝天讨论医改的主要是些什么人,大致分一下类,可以分成四种:专家学者、政府官员、医务工作者和媒体记者。很明显,改革的主角缺失,我想冒昧地问一句:你们的观点、做法能代表农民吗?或者说,多少代表了、反映了农民的心声?有些人自以为下去考察了几天就了解农村医疗现状了,可以发表宏论了。这些人大多是靠医改吃饭的,医改的具体结果对他们影响不大,或者说几乎没有影响,他们享受着医保,抱怨着医疗现状,评价操纵着医改。人们常说:屁股决定大脑,是有一定道理的。

前车之鉴,民国时期,我国当时的社会现实是:绝无购买医药能力的民众已达 25%(城市)和 37%(农村)。中国的医师(西医),大多被城市所吸引,宁愿在城市中挣扎生存,也不愿意到乡村去,而且在城市中大多私人开业。那么如何解决人口众多而医师极少的矛盾呢?鉴于民国当时的卫生及医学教育状况,民国著名医学教育家伍连德、颜福庆等人提倡"公医制"(公共医疗),不计功利,为社会、为人群服务。经过医界人士的奔走呼吁,理论与实践上论证,民国政府终于在 1940 年公布了公医制方案——《公医学生待遇暂行办法》。

但时局动荡,战争不断,政令屡易,经费不足,公医制最终失败。当时在江苏江宁县已有实验成功的先例(看来,江苏似乎有改革基因的)。民国时期出现公医制思想是中国医学思想发展史的一次飞跃,是认识的进步和观念的更新,医疗服务不再限制于商业医疗(指医院的建立是以盈利为目的或不完全是为了解决民众疾苦为目的)的范围内,而是提出了"公共医疗"的概念,出现了纯粹为了民众健康而培养的人才和设立的医疗设施。

民国公医制的最终流产失败,给我们现在的医疗改革敲响了警钟。虽然说社会现实情况已发生了巨大变化,但改革的一些具体操作没有什么变化。当年的公医制是少数医界精英在考察国情后(事

实是他们当时并没有完全了解国情，过于理想化是改革失败的根源）
作出的选择，我们现在首先要做的就是避免学究式的改革调研报告
误导上层决策。基于目前中国的医疗改革势在必行的前提，江苏宿
迁人民作出了可喜的尝试（此处讨论的是政府对医疗改革的立场和
态度），成败可以说还未见分晓，但这次改革的初衷和思路（从基层做
起）是正确的，勇敢地迈出第一步是最重要的。患得患失、不停地讨
论、计算改革成本，非要设计出一个完美的改革方案只能是延误改革
时间，也是对医疗状况不尽如人意的农村的进一步伤害。有专家仅
凭借 8 天的调研和理论分析就否定宿迁医改的做法是值得商榷的。
建议对于医改这样一件涉及国计民生的大事，政府、媒体、专家学者
都应该持更谨慎的态度，对宿迁的改革不能简单地判断对与错。但
有一点是对的：各地应该结合自己的实际，因地制宜搞改革。

　　宿迁人民，走自己的路，让别人瞎白话去吧！

谁是 X 战警的后盾?

不少王子年纪轻轻就死于内出血。追溯病因,所有线索都指向了英国的维多利亚女王。

屏幕上,"X-men(国内译做'X 战警')"们忽而伸出锋利的钢爪,忽而操控风云雷电。他们会读心,会控制别人大脑,还会变形隐身,拥有无数超能力,威风无比。但很多人不知道的是,现实生活中,竟然真的也有一群 X-men。和电影中的 X-men 一样,他们也有基因突变。但不一样的是,他们没有那些超能力,相反,他们时刻要小心可能会受到的磕磕碰碰,因为一旦受伤,他们就会流血不止,他们就是血友病患者。

公元 10 世纪,阿拉伯医生阿布卡西斯最先描述了血友病,在他描述的患病家庭中,男性患者会由于一些微小的创伤导致最终死亡,但阿布卡西斯医生并不知道这是什么原因。时光流逝,突变的致病基因如跗骨之蛆一般在人群中传播,直到 800 多年后,它出现在了欧洲皇室血统之中,英国、德国、西班牙、俄罗斯的皇室家族中纷纷出现流血不止的男性患者,其中不少王子年纪轻轻就死于内出血。追溯病因,所有线索都指向了英国的维多利亚女王。但学界普遍认为维多利亚女王的基因突变是自发的,并非来自遗传,因为她的父亲——爱德华王子,并非血友病患者。

肇事元凶的最后确定全拜现代医学之昌明。科学家们最终发现,血友病的病因是凝血因子基因的突变,这个基因位于人类的 X 染色体上。女性有两个 X 染色体,而男性只有一个 X 染色体,一旦基因发生突变,男性首当其冲成为受害者,而女性则成为携带者,不会发病,这称为 X 连锁隐性遗传病。

X 染色体上的基因发生突变,导致凝血功能障碍,患者又多是男性,X-men 真真切切成为一个真实的传说,但他们的脆弱和无助是常人难以想象的。在 20 世纪 60 年代之前,由于没有治疗方案,他们的平均寿命只有 11 岁。20 世纪 80 年代之后,经过合理的治疗,他们的平均寿命已经可以达到 50~60 岁。现在,血友病患者在科学治疗的前提下,平均寿命已经接近正常人群,但还是要比正常男性平均少活 10 年左右。

既然找到了病因——凝血因子缺乏,人们就开始设计各种治疗方案,期望攻克这个已经在人类世界里肆虐了千年的顽疾。最初的治疗手段是通过全血或者血浆来补充凝血因子,这是一个简单有效的思路,缺什么补什么,但一场意想不到的悲剧不期而至。早期的血液制品是不检测肝炎病毒及艾滋病病毒的,因此很多接受血液制品治疗的血友病患者,由于血液制品被病毒污染而罹患新的疾病。1990 年 4 月 8 日,美国血友病患者莱恩·怀特,一个年仅 19 岁的阳光大男孩,死于血液制品污染导致的艾滋病。在他死后的四个月,美国国会通过了“莱恩·怀特关怀法案”,该法案随即成为美国政府最大的资助艾滋病患者的项目。

随着分子生物学技术的进展,基因重组被证明是一种高效、相对安全的技术手段,重组的人类凝血因子也随之问世,如拜科奇。这类通过重组技术生产出来的生物药品不会再有血液污染之虞,因而安全性更好,纯度更高。但问题也随之而来,重组药物治疗的高昂费用让很多患者望而却步,尤其在很多发展中国家。电影中的 X 战警受伤后会神奇地自动愈合,但现实中的 X 战警却每次受伤都需要一笔不菲的开销。更令人纠结的是,对于血友病患者的预防性治疗已经逐渐成为学界共识。也就是说,无论这些 X 战警们是否受伤流血,都要定期基础性给予凝血因子溶液,因为这样可以在出血开始前预防出血,而且有助于降低或预防关节损伤。这虽然显著提高了患者的生活质量和医疗效果,但这种终身治疗的经济代价无疑也是巨大的。和血友病类似,还有很多疾病,如风湿、进行性肌萎缩、尿毒症等也都需要维持终身治疗,且治疗费用不菲。

虽然很多慈善组织、民间团体,包括拜耳等制药企业都在积极帮助血友病患者,但面对患病群体需要终身治疗的高昂费用,这些帮助还显得远远不足。值得注意的是,在我国一些经济发达省份,血友病的治疗已经部分纳入了医保,这意味着血友病患者已经从政策层面获益,而这种获益才是他们最强大的后盾。

我是庸医，我容易吗？

合格的"坏医生"大多给患者造成精神损害或物质损失；而"庸医"造成的大多是肉体上的伤害，某种程度上，庸医害人更深。

不知从什么时候开始，养成了对周围发生的事情不信任的坏毛病。别人说好的东西，我偏要看看真的有那么好吗？别人都说坏的东西，我开始努力发现它的好。"庸医"这个词近年来出现频率极高，对其态度是如过街老鼠，人人喊打。我就心血来潮，想为庸医平反，至少说几句公道话。

电影中黑社会、武夫等靠武力吃饭的人跟人谈判时喜欢标榜自己是"以德服人"，我等书生说话做事只能是"以理服人"。首先在概念上做一下澄清和区分，和"庸医"相关的概念有：好医生、坏医生、合格医生、不合格医生、无良医生、色医生、流氓医生等。这些概念中，好、坏医生是民众对医生在道德上的判断；合格、不合格医生的区分是从从业标准角度讲，有否行医资格或医术是否达到某些硬性指标方面的区分。无良医生、色医生、流氓医生等属于"坏医生"一类，属于道德判断，这和医生合格与否无关。有些医术高超的合格医生可能是"坏医生"，比如手术"索卡要"，检查"手乱摸"等；而有些不合格医生，比如农村有些根本没有行医执照的"赤脚医生"却因热情周到而深受农民欢迎，农民也会把他归入"好医生"一类。而"庸医"在《现代汉语词典》(第6版，商务印书馆)中解释为"医术低劣的医生"。可见，庸医的本意是不合格医生，不涉及道德问题。也就是说，庸医本身并不"坏"，只不过是医疗技术水平不过关罢了(当然，也有无良庸医，虽然更加可恶，但不在本文讨论范围内)。许多媒体的评论混淆了"庸医"和"坏医生"的界限。

　　合格的"坏医生"大多给患者造成精神损害或物质损失；而"庸医"造成的大多是肉体上的伤害，某种程度上，庸医害人更深。那么如何减少甚至消除庸医呢？

　　对于那些已经存在的庸医，往往是由于医生职业的准入门槛把关不严、监管不力造成的，这应当追究相关职能及监督部门的责任。不妨换位思考，医生身份同样是庸医赖以谋生、养家糊口的职业，庸医本人一定不想被归入庸医一类，他一定也想医术精湛，受患者爱戴，锦旗鲜花不断，可本身能力有限，换句话说，我根本不是做医生的料，是入错了行，我又能怎样？有人说，改行啊？说得容易，医生职业的特殊性，学医的人至少经历过五、六年的本科，现在大多数又读了硕士或博士学位才行医的，大多接近而立之年的人了，又能改成哪一行呢？其他行业连本专业的人都求职困难呢！因此说，此路不通，庸医如何改造不是我们小民能解决得了的(此问题亦不属于本文讨论的范围)。我们只能从源头上抓起了。那么，庸医的源头在哪里呢？医生的摇篮当然是医学院校！

　　其实庸医在学校阶段就有苗头的，学医首先要求学生要对医学有兴趣，然后最重要的是你还要有能力。笔者认为，医学院校应该保持较高的淘汰率,既是为了学生的将来着想,也是为将来患者生命负责。

医学院校本来每年也都保持着一定的退学率,但大多是因病退学;非病因素不多,非病因素中主要也是家庭经济困难;纯粹因对专业学习无兴趣的占很少一部分。

在这方面,民国时期的做法相对开明,学生只要是对医学不感兴趣,就可以提出退学申请,陈明理由后,多半会被批准。免得日后赶鸭子上架,被迫成为庸医。我这里有一则以前在查阅档案时记录下来的例子,就是一个学生的退学申请书:

> 民国 32 年 2 月 10 日 高等教育司
>
> 陈立夫部长
>
> 呈为呈请取消公医生事,窃生许升阜,国立中山大学医学院二年级生,去岁七月蒙钧座赐准为公医生深为感激。
>
> 两年以来,生对于习医之兴趣略减,恐不能长继攻读,但为学年所限耐何?惟有暑期之后再做计划,以发展个性为国效力而完成国民之天职,不辜负教育之宗旨,故乘此之时未领取公医生费之际(自批下公医生明文之后,学校未发下公医生款,据云侯教部令等语)办理此举,一则便于进行,再则利于同学申请。因此为节省时间起见,除分别向学校申请转呈之外,特此专呈此文恳请钧座伏察下情,并乞赐示。
>
> 谨呈

以史鉴今,我们是否该思考如何应对呢?

不可否认的是,在当今中国,医生绝不属于低收入群体。但医生担负着救死扶伤的神圣职责,在老百姓心目中有着与众不同的高尚形象,如果你做了医生,除了必须无条件地遵守职业道德,对自己高标准、严要求外,你还应具备成为合格医生的职业技能。医学院校应该把好第一道关,制定相关政策,鼓励对医学无兴趣或者不具备成为医生的潜质的学生及早退学,另寻适合自己的职业方向,学校也应该进行相应的职业兴趣、能力考核测试,把"庸医"扼杀在摇篮里。这当然需要医学院校的主管部门给予相应政策上的支持,使医学院校真正成为合格医生的摇篮。

按照当下流行的说法,庸医当属于弱势群体一类,他应该成为被帮助的对象,只要庸医在医德上没问题,公众、媒体及相关主管部门应该做的不是去谴责庸医,而是应该想办法如何让庸医变成合格医生。

医生的"帮派"

> 如果我们能够以史为鉴，"带头大哥"真正当好学术界之首，带好小医生们，避免更多的社会争端发生在学术领域，则民众幸甚，国家幸甚！

曾有一次和一个同学一起吃饭，此君毕业后我就没见过，现供职于东北某大医院。酒桌上此君向我大倒医生职业之苦水。

他说，毕业分配到科室首先面临一个艰难的选择，科室里的医生护士分为两派：科室主任一派，副主任一派。同学颇具"远见卓识"，毅然选择了他认为具有"发展前景"的副主任。之后同学又给我讲医院的种种故事及他的工作经，俨然一个"老社会"。要知道，当时的他才毕业一年啊！

我不禁震惊。

自西医来华之初至民国时期，西医师群体中确实存在着许多派别。当时，中国的医学教育市场被外国势力瓜分，不同的利益形成了不同的派别，其中最大、竞争最激烈的两派是"德日派"与"欧美派"（也称英美派）之争。从地域上看，"德日派"主要占据中国东北部及北方，而"欧美派"主要在中国沿海地带、经济发达地区活动。但这种区分不是绝对的,经常在一所学校内,由于教师毕业学校不同也形成不同派别。如果一所学校大多数的教员毕业于美国势力控制的医校,那么这所学校就属于"欧美派"学校。"德日派"与"欧美派"的争夺大多仅限于医学教育领地,很少有办学理念、学术观点、教学方法等方面的争论。

"德日派"与"欧美派"的竞争并非不可调和,北京大学医学院的情况便是一个很好的例子。该校创建初期(1912—1942年),教员中多为"德日派",外文也是教授德文和日文,这一段时期,德国和日本的医学科学在世界上是占有一定地位的。1945年,德日投降,"欧美派"教授就成了教学的主要力量。这时,英美等国的医学迅速发展,他们教学方式灵活,管理方法先进,有一套非常严密的制度,迫使原"德日派"的学者纷纷自找出路,受聘到其他医学院校和医疗单位工作。直到新中国成立后,一批"德日派"的教授才被重新聘请,两派解除了门户之见,逐渐融合。

这几天闲看企业管理方面的书,从中了解到,在一个单位或团体中,一些员工会因兴趣、爱好及生活习惯相似等原因,自发地聚集在一起形成非正式组织。这种非正式组织对于企业或者单位来说,如果疏导、管理有方,会起到积极作用。我同学所描述的"派别"也属于非正式组织的一种,只不过以追求个人权力和利益为目的而形成的,不会起到积极作用。

现在正是医生重塑形象的关键时期,但愿我同学所述只是个别医院的个别现象。如果我们能够以史为鉴,"带头大哥"真正当好学术界之首,带好小医生们,避免更多的争端发生在学术领域,则民众幸甚,国家幸甚!

"男女授受不亲"当复行

色医生是存在的，为此，医患之间还是应提倡"男女授受不亲"：非医疗必需的男女接触是不允许的。

自战国时期以来，儒家礼教开始有"男女授受不亲"之说，强调男女隔离与疏远，严防非夫妇关系的两性有过多的接触，不允许女子与非自己丈夫的任何男子发生爱情与性关系。在家庭内部，也严格区别男女，即使递东西也不允许。传说有个寡妇被一个男的拉了一把，竟然就把自己被拉过的那只手给砍了；还有个小媳妇，被一个无赖瞅了两眼，顿时觉得没脸见人，也将心一横，愣是把自己那对水汪汪的眼睛给戳瞎了。这当然是封建时代的陈腐观念和陋习，现在早已被破除了。

在现代医学中，是不讲"男女授受不亲"的，现在绝大多数患者对于医院中妇科诊室或病房中出现的男性医生身影也能泰然接受了。但从先前的拉一把都要断臂到现在的泰然处之，可是经历了从观念到行为的一步步转变的。这其中，我们伟大的民主革命先驱、国父孙中山先生功不可没。1866年，中国最早的西医教会医科学校——博济医学校在广州成立，该校开始只招男生。1879年招收了中国第一位医科女生入校学习。这虽比 1874 年创建的英国女子医学院迟 5 年,比 1850 年美国创建的女子医学院晚 29 年,但招收女生在当时的中国,被认为是中国医学教育史上开先河的重大事件。孙中山先生也是该校招收的学生(孙中山于 1887 年离开博济,去香港进入香港西医书院就读,1892 年毕业。孙中山后来以优异的成绩毕业,成为从香港领取医师执照的第一个中国内地人)。最初男女虽然同校,但分左右座,中间隔一帐幔。后来有一天,诊查妇科,由教师领学生实习,但只许外国学生实习,不许中国学生去,在该校上学的孙中山大为不满,质问校长:同是学生,为何歧视中国学生不许妇科实习? 校长说:你们中国人向来是"男女授受不亲","有礼教之防",我们美国人则无须拘此。孙中山又问:学医是不是治病救人? 校长只好说是。孙又说:那么中国学生学医不是治病救人吗? 中国妇女有病中国学生能不救吗? 究竟救命为重,还是不合理之"礼教"为重? 校长无言以对。从此打破了中国学生不许看妇科之例,而教室设置的隔离男女的帐幔也撤除了。后来在中国开设的医学院校"男女授受不亲"之说便渐渐成为历史了。

历史就像一个脾气无法捉摸的坏孩子,你是无法预期的,近些年又流行什么所谓"性解放"。与此相对,在医学界有一调查显示:男医生查女患者乳腺,一成陪同老公会"很生气"。其实,换了谁也多半不会泰然自若,原因很简单,请看下面几则新闻标题:

"色医生手术中强奸女患者"(羊城晚报)说的是医学美容医师在给一名年轻漂亮的女士做吸脂手术时,竟趁整容者处于睡眠状态不知晓的情况下,在手术室内与其发生了性关系。

"患者没性别? 男医生为少女进行乳房检查引争议"(新华网)。

"黑龙江医院男医生让女患者裸身照 X 光遭质疑"(新华网)。

......

许多男医生也大倒苦水,认为自己随时要提防被告"性骚扰"。同时也有医生认为,女患者不要把自己的身体看得很神秘,医学是有一定程序和规矩的。但不得不承认,色医生是存在的,为此,医患之间还是应提倡"男女授受不亲":非医疗必需的男女接触是不允许的。这其间的界限,色医生们知道得很清楚。建议每位在"事故多发"地带的医生心头都挂一牌匾——"男女授受不亲",正如在车站等盗窃案多发地带挂横幅"千万莫伸手,伸手必被抓"一样,时刻起到警醒作用。

医生一年读两本书是道德的

> 多媒体时代给人们的阅读生活呈现了更多的可能性，把阅读伸展到了更大的空间，更广阔的方面。

　　有一次和一弃医从商的同学聊天，由于当时我刚从书店买的几本书还带在身边，话题自然也就谈到了医生读书的问题上。同学半不屑半认真地总结说：医生都没文化，医生根本不读书！语气中还透着无奈。话虽然明显有些偏激，但也不是完全信口雌黄，医生与读书问题尴尬地呈现在我们面前。而在 Google 里把"医生"和"读书"组配检索，结果中几乎没有发现两者相关的条目。网上竟然有帖子（估计是所谓的知识女青年发的）宣称：宁做修女，不嫁医生。

　　医生/医学生的人文素质及其如何培养的问题一直是大家争论不休的话题，上面提到的书多半是指社科人文类的书籍。其实，从第四次"全国国民阅读调查"结果可以看出一个令人忧虑的现实：我国国民图书阅读率（广义的阅读率是指有阅读行为的读者群体在全体国民中所占比例）连续 6 年持续走低，与前三次调查结果相比，城镇居民和农村居民的读书率均呈下降趋势，2005 年则跌进了 50％以内。而阅读的功利实用性目的走强，知识性目的减弱。2012 年进行的第九次"阅读调查"中,图书阅读率依然仅为53.9%,由于增加了对电子阅读情况的数据统计,所以其他统计结果很是好看。

不要说人文类书籍了,医生读医学专业书籍的比例也没有预想的多。英国某医院1999年的一个调查统计数据:一周内阅读专业文献不足15~60分钟者占主治医生的30%,住院医生的15%,实习医生的75%。我国的情况恐怕更有不及。

"医生不读书"在我看来主要是由医生的职业特殊性决定的,原因概括起来有三点。

第一,也是最主要的,是医生的职业使医生没有时间读书。检查一下每一位医生的工作日程表,就可以得出这一结论。更不要说现在医生还要面对工作、生活、竞争的压力了。为了使各位医生朋友"心安理得",我这里提供一份吴阶平(1942年毕业于协和)回忆录中关于当年协和做医生时的工作日程表(时间估计是在1942年前后,抗日战争的最后阶段):

> 早7时前进病房检查患者,换药,更改医嘱。手术一般上午8时开始,医生护士7点3刻刷手,严格消毒,备皮铺单,准8时开刀,不得无故拖延。术毕由负责麻醉的实习医生伴随患者到病房。
>
> 上午手术完毕,下午1点半外科进行门诊。患者如需要住院,则收住院治疗。下午4至5点,在门诊小手术室进行小手术。
>
> 夜间急诊随叫随到,如为患者检查化验,明确诊断,进行治疗等。如急诊需要住院,则邀请住院总医师核对检查决定。如需要急诊手术,准备好后,立即到大手术室施行。

手术护士、麻醉师等,都在值班。有时一夜有好几个手术,一个接一个,直到天明。第二天清晨,当天要做的手术又早已拟定。争分夺秒地快速早餐,按时刷手上台。下午也不休息,照常看门诊,晚上照样值班。

　　除了上述日常工作外,还得写出每个住院患者的完整的病历。做完体格检查,做血及大小便常规化验,都得亲自操作,做出明确诊断,及时进行处理。一天可能有几个新住院患者,每个都得这样检查处理,写出完整病历,并且要求病历必须在 24 小时内完成。

协和的医生就是这么训练出来的,这份日程表里有的只是工作。人总要休息和吃饭吧,我不知道医生们还有多少时间用于查资料、看专业书,人文类的书就更不要说了。

第二,许多医生认为临床医学就是经验医学。只要手术做好了,一俊遮百丑。作为一个好的临床医生没有足够的临床经验是不行的。但是如果不善于结合临床经验去读书、去分析和总结、举一反三、不断提高,也不可能成为一个真正的好医生。最终也只能成为现在屡遭诟病的“手术匠”。

第三,医生对读书产生了逆反心理。所谓物极必反,我们都知道,同样的大学,医学院校的学生是最苦的:专业书籍最多,书也最厚,只看见学医的同学整天在苦读着枯燥的书本。另外学医至少要五年,有的是六年,更有甚者,将硕士、博士一起读下来,时间就更长。工作了还要我读书,还不如杀了我。

如前面提到的,国民图书阅读率下降,“医生不读书”就是一场人文灾难吗?医德、人文素质之类就都因此而受到影响吗?

　　笔者并不这么认为。众所周知,自古以来,读书在中国就被赋予了太多意义:修身、齐家、治国、平天下。读书是古人出人头地的唯一出路,读书几乎成了当时人们生活的全部内容。所以在当时这种实用主义和工具主义主导读书趣味的情况下,图书阅读率焉能不高?

　　而现在,多媒体时代给人们的阅读生活呈现了更多的可能性,仅就信息获得途径而言,人们不再仅仅局限于图书阅读,而是把阅读伸展到了更大的空间、更广阔的方面。可以说,"医生不读书"是时代演进的必然结果,但医德问题、医生人文素质因此下降云云,都是经不起推敲的。

　　数据显示:全世界平均每年每人读书最多的民族是犹太人,为64本;而中国专事读书的九年义务教育在校学生,平均每年每人读书不超过5本。各行业有各自的特殊性,就医生职业特殊性来讲,可以说:医生一年读两本书是道德的。

天下奇闻:医院都不收红包了?

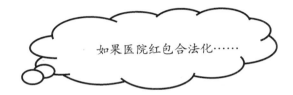

如果医院红包合法化……

　　记忆中的小时候,东北农村一直保持着日出而作、日落而息的生活习惯,特别是冬天黑天比较早,感觉更加明显。那时可真是所谓的漫漫长夜,更不要侈谈什么夜生活,用央视某著名主持人的话讲就是"这样的夜晚,我们除了制造人类,还能做什么……"。电视逐渐普及之后,《新闻联播》、《天气预报》、《焦点访谈》进入了人们的生活,随后乡人们的入睡时间便延迟到《焦点访谈》结束后了。《焦点访谈》现在已经成为了中国观众家喻户晓的一个电视栏目,特别在农村有着极高的威望。

　　《焦点访谈》报道的内容就本人观察,概括起来有以下四种:一是扬我国威、振我民心的,如"神六"上天等;二是亲情人性、感人至深的,如牛玉儒事迹等;三是打黑除恶、警示后人的,如假奶粉案等;四就是公鸡下蛋、天下奇闻类的,典型的例子如 2006 年 9 月 7 号的"南通三院十年不收红包"。如果说有网民把广州公安局某副局长说"广州是全国最有安全感的城市之一"评为 2006 年度最大的幽默的话,

"医院不收红包"上《焦点访谈》也该被评选为该年度最令人震惊的事件。

应该说医院收红包是再正常不过的事了,已经成为全国人民的共识。因此南通三院才撞到了枪口上,竟然不收,而且还坚持了十年,于是作为典型被"焦点访谈"了。我一直想不通的是:医生收红包是全国人民都知道的事情,也就是说是事实存在,而为什么医生收红包还会招致一片质疑,且大多是谴责呢?

如果一件事情已经变成人所共知,且于当事人双方都有利,且无害于第三方(下文论述),我们为什么还要自欺欺人地、劳民伤财地去想办法铲除它,我们为什么不能因势利导,使其合法化呢?举一个大家熟知的例子:鼠害,人们也想尽了办法消灭老鼠,可老鼠至今依然逍遥。于是有人想到了利用老鼠,除了常规的鼠肉、鼠毛利用外,就医学、医药科研方面:大白鼠和小白鼠是医学、医药和科研方面理想的实验材料,每年使用量高达数十万只;鼠毛可药用,经济价值高,鼠毛主要成分是角蛋白,经过水解后,可以制成水解蛋白,还可制成胱氨酸、半胱氨酸等药品;高原鼢鼠做原料,研制出一种替代虎骨的新药品,这种新药品对防治关节炎效果很好等等。

据内部公开消息,医生红包的大小是与医生的技术水平、职称、口碑成正比的,医院的奖金也是大致按此发放的,是存在红包转成奖金的可能的。红包变成患者正常医疗费的一部分,明码标价,好处如下:

1. 于患者,免去处心积虑送红包之苦,免去送不出红包对手术质量担惊受怕之忧,利于术后尽快愈合,间接节省医疗费。

2. 于医生,免去提心吊胆收红包之累(毕竟有因此出事的),坦然受之,手术亦尽心尽力。既增加收入,又利家庭和睦,身心愉悦。

3. 于医院,免去抓红包费力不讨好,里外不是人,现在照章办事,管理科学,利于团结。

4. 于国家,依法纳税,增加税收,利国利民。

医院红包合法化好处多多,几乎有百利而无一害,何乐而不为呢?

个人歪见,敬请拍砖。

医生的人文关怀从哪里来？

这其中的关键就在于现代中国医生没有了当年传教士医生的宗教精神，也就是说信仰缺乏。

　　浏览媒体新闻，经常看到的新闻标题是"某某事件体现医生的人文关怀"，但与此同时，"某某事件突显医生人文关怀缺失"的内容似乎更多一些。因医生职业的特殊性，其工作对象就是人的健康和生命，所以没有人会否认医生更应当以人为本，更应该具有人文关怀精神。患者不单需要肉体上的治疗，更需要情感上真诚的关注和抚慰。医生的人文关怀成为关注焦点也就在情理之中了。

　　上面说到了人文关怀的应然状态，也提到了人文关怀的实然状态。于是既有医生现身说法讨论如何体现人文关怀，又有各路学者专家引经据典指点江山。甚至有人认为是医疗技术的发展导致了医生人文关怀的缺失，理由是：19世纪中叶以前，医学技术发展较为缓慢，那时医生对患者的关怀在治疗中是起重要作用的。进入20世纪，特别是20世纪后半叶，医学技术有了突飞猛进的发展，医学越来越依赖于仪器设备，对患者心理的关怀在医生的眼中却越来越被忽视。

　　为了探究医生人文关怀不能令人完全满意的原因,就应该首先回答几个相关问题:人文关怀与医生职业是与生俱来的吗? 西医来华之初是个什么状态? 如果西医来华之初就是很缺失的,我们也不必太过自责,努力想办法补足就是了;如果西医来华之初是有的,后来才逐渐缺失,那么,我们就应该好好反省一下了。

　　先做一下医生人文关怀的历史考察:

　　最初来华的医生几乎都兼有传教士的身份,也就是说,西医生最初来华的目的是籍医传教。而我们知道,基督教倡导"博爱"主义,早期的医学传教工作要求传教士处处显现出基督徒的奉献与仁爱。教会医院多以"普爱"、"博爱"或"仁济"为名,也是这种精神的反映。在教会医院对患者的态度上,这一点特别引人注目,体现出一种新型的医患关系。一般说来,传教医师特别注意医院留给患者的第一印象,因此极力做到待患者就像客人。当患者走进医院时,首先遇见的门卫和挂号人员必须对他礼貌周到。他们是患者在医院的第一接触,他们的热情周到很容易使患者消除陌生感和畏惧情绪。从心理学角度看,人在病痛中,心灵容易变得柔弱无助,特别需要安抚慰籍。医生治疗并安抚他们的心灵,诊治他们的身体,耐心倾听患者反复诉说因病痛带来的苦恼和忧郁,用同情的语言抚慰、鼓励患者,患者则立即觉得医生是个朋友,是可以信任的,从而获得慰藉。另外,许多教会医院还配备专门教士,倾听每一个患者的心事和疾苦诉说。他们提醒自己,患者也许正在痛苦中,希望得到救助,因此要充满慈善和仁爱之心。大量繁忙的医治工作,长时间地面对一个接一个的患者,医生容易疲劳、烦躁、没有耐心。因此,在医患关系中,早期传教医生非常强调服务态度问题。

　　早期的医院大多简陋不加修饰,反而容易让患者消除对外国人医院的疑虑。传教医生温暖和富有人情味的治疗服务,拉近了中国患者与外国医院的感情距离。西医的效果在经历了一段时间的考察终于显现出神奇后,关于其神效的消息,在坊间的传播速度只能用惊人来形容,许多史料的记载印证了这一点。

可见,早期来华医生是具有人文关怀精神的,虽然他们有着籍医传教的目的,但当面对那么多迫切需要治疗的患者时,传教工作便被放在一边了。那么,为什么随着时代的发展,现代部分中国医生反而逐渐缺失人文关怀精神了呢?

笔者认为,这其中的关键就在于现代中国医生没有了当年传教士医生的宗教精神,也就是说信仰缺乏。

教会医学教育后来受到攻击并逐渐消亡主要是因为,在1915年以后兴起的新文化运动引起巨大的社会震荡。所有这一切大大激发了中国人的民族意识和爱国热情。自成系统、依靠治外法权、宣传西方宗教和生活方式的教会医学院校理所当然地成为最直接的攻击目标。然而,冷静与理性地审视那段历史以后就会意识到,那一时期,以外籍神职人员为主的教会组织和教会学校成为矛盾的焦点,主要原因在政治而不在宗教。也就是说,宗教成了政治的牺牲品。

宗教起源于人类对精神生活的追求,宗教本身并没有什么好坏之分(邪教除外),你有信教的自由,也有不信教的自由。当然,这是现今社会的看法和政策,宗教毕竟是信教人的一种精神寄托。当年的基督教和现在的基督教并没有什么区别,变化的是中国人的思想和观念。平时也经常去一些依旧保存完好且对民众开放的教堂去参观,赫然发现做礼拜的民众竟然人满为患,我不知道里边有没有医生,我也不知道是该高兴还是悲伤!

圣人不治已病治未病

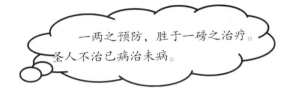

一两之预防，胜于一磅之治疗。
圣人不治已病治未病。

　　前些年，由于常年离家在外，年迈的父母在东北农村生活，农村的生活条件并不好，每次给家里打电话总要问的就是父母的身体，总是和父母说：身体健康是最重要的，得了病我们根本看不起（经常听父母提起哪个哪个乡亲病故了，许多是因为没钱医治，小病积成大病，最后不治的）。于是，便每次电话都和父母说应该注意什么，比如吃减盐食、稍做运动、哪些东西要少吃之类的。父母每次都是答应得好好的，可事后便我行我素了。下一次电话问执行得怎样了，回答是：几十年的习惯了，后来就忘了要注意的了。我的本意当然是要父母注意预防老年疾病。有我这样的稍显专业的人随时提醒还是这样的结果，其他农村乡亲的状况更是可想而知了。

　　说起医生的天职，人们马上会说是治病救人，有史以来医生的任务就是诊断与治疗，预防的概念似乎和医生没关系。诚然，预防相对于治病的历史要短很多，而且所谓预防在科学不发达的时期多半也是空谈。仅仅在 19 世纪下半叶及 20 世纪初，人类才知道有的病可以预防,但是所知病种仍为数不多。

据美国耶鲁大学 20 世纪初的调查:疾病中有 46％可以预防。现代预防观念进入中国也比较早,我国最早的防疫机构是 1911 年在哈尔滨成立的防鼠疫的机构,当时有 6 万人死于鼠疫。机构主持人伍连德医生雄心很大,"要使这个工作发展成为全省公共卫生工作的起点,为推行到全国作典范"。当时建立了一些附属机构,包括一个医学院。但由于清帝退位,国内很不平静,一时无人顾及这一工作,更谈不到推动它了。

1914 年洛克菲勒基金会派遣几位医学权威专家到我国了解医学情况,当时已经有人提出,重点当是公共卫生预防工作。协和医学院建校之初,公共卫生学就受到了重视。1921 年由洛氏基金会借聘兰安生(John B. Grant)主持此项工作,为第一任公共卫生学教授。兰安生于 1923 年担任北京协和医学院公共卫生科主任,这是中国医学教育历史上专为医学院本科学生教授现代公共卫生学课程的开端。

另一位医界先驱颜福庆通过社会医疗服务、地方病和烈性传染病的防治以及流行病学调查等实践,目睹个体医疗方式对贫病交迫的劳苦大众无济于事的事实,深感必须着眼于整个社会,采取相应措施,方能有效地进行疾病的预防。

伍连德等人及时地在我国创建了初步的现代防疫系统,在中国当时的社会状况下,不失为救民于水火的一剂良方。实现公共卫生的关键是预防。它需要我们每个人的努力,需要政府和社会的努力,需要国际社会的努力。应该加强公共卫生教育,培养良好的卫生习惯,改变不良的生活方式。2003 年 SARS 病毒全球肆虐,给人们留下了难以磨灭的烙印。国家数百亿元的投入,挽救的不仅是人民的生命,笔者看来,更重要的是促进全民公共卫生观念的转变——预防观念的确立,使国家公共卫生预防体制更加健全,相关法律、法规进一步完善。

胡锦涛在中共中央政治局第三十五次集体学习时(2006 年 10 月 23 日下午)强调高度关注和不断提高人民群众健康水平,建设覆盖城乡居民的基本卫生保健制度。他强调,医疗卫生事业是造福人民的事业,关系广大人民群众的切身利益,关系千家万户的幸福安康,也关系经济社会协调发展,关系国家和民族的未来。各级党委和政府都要切实把发展医疗卫生事业、提高人民群众健康水平放在更加重要的位置,走中国特色医疗卫生改革发展道路,加快医疗卫生事业改革发展步伐,努力满足人民群众日益增长的医疗卫生服务需求。

有了政策支持是好事,好了伤疤忘了疼是大忌,临床医生也应该转变观念,担负起宣传预防知识的重任,出现更多的湖南娄底胡为民将是人民的大幸。

关于预防,西方有谚语"一两之预防,胜于一磅之治疗"(An ounce of prevention is worth a pound of cure),中国也有类似的说法"圣人不治已病治未病",从中都可以看出预防的重要性。

医生该敬畏什么？

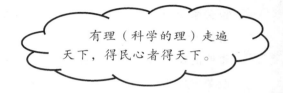

有理（科学的理）走遍天下，得民心者得天下。

遇事，

中国人爱说：啊！天哪……

外国人习惯：我买糕（oh my god）。

青年男女恋爱表白的时候，男孩为了让女孩相信自己的爱情是经得住考验的，经常要说对天发誓如何如何，日常生活中也经常遇到这种无法说服别人而指天发誓的情景。天可作证，天可以惩罚不守信用的人，这是在无法用具体的物来担保的情况下许多人行事所信奉的准则，有时候也是不得已而为之，宁愿相信有天在那里主持人们的道德判断。天在此就脱离了天文学中或普通意义上天空的概念，天在形象上是虚幻的、未知的，但正因为天的神秘和不可预知，人们才对它有一种敬畏心理，也愿意相信天会主持公道。

每一种宗教都会创造一个至高无上、无所不能的神，信徒坚信自己所做的一切事情都有神在监督，这个神和前文所说的天是一个道理。中国人也经常说"离头三尺有神灵"，告诫某些人不要坏事做绝。

神或天在一定程度上充当了法律管辖范围之外的道德平衡的角色，大的方面说是有利于社会的稳定和谐，对于个人则是有利于加强道德自律。

我总认为：人应该有所敬畏。而中国人恰恰是许多人缺乏信仰，相应地也就产生了许多无所畏惧的人。人一无所畏惧，便"思维活跃"，什么事情都做得出来。20 世纪 60 年代就是个"思想解放"、"敢作敢为"的年代，就不要说"人有多大胆，地有多大产"了。在医药界也有一些人"敢作敢为"，发明了"鸡血疗法"，风行一时。

"鸡血疗法"也被称为打鸡血治百病：就是抽出鸡血（强壮的公鸡为上品），注射到人身上，以增强身体的免疫力，传说不但可以治病，还可以强身。有的医院还专门成立了"鸡血疗法"门诊，于是乎各单位有病无病的人纷纷腋下夹着一只大公鸡排着长队去"鸡血疗法"门诊打鸡血，等候的间隙，"鸡友"们交头接耳，比较鸡的肥瘦大小、花色品种，交流养鸡经验、心得等，成一大景观，一时"洛阳鸡贵"。

荒唐的"鸡血疗法"就是某些医生无所敬畏的产物，我这里当然不是说当年医生有信仰了就不会出现"鸡血疗法"了，由于医生职业的特殊性，用老百姓常说的话是"人命关天"的职业，医生的诊断和治疗依靠的是科学的知识和熟练的技术，换来的是患者的健康和民众满意，因此医生应该敬畏的是科学和民心。

蒙昧的年代人们敬畏神秘、未知的天，现代医学发展到今天已经成为了一门科学，几乎所有的诊断和治疗都有规范和规律可循。每位医生在给患者做诊断或动手术时，当思科学的利剑、民心的标尺悬在当头：我的诊断或手术操作是否合乎规范，我面对的是和我一样的有思想的人，任何一点考虑不周或想当然的冒进都会给面前这个生命带来无法挽回的伤害。失去了患者慢慢也就失去了民心，民心是把尺子也是一杆秤,医生失去了患者还叫什么医生呢?

　　在医患关系、医德医风屡遭诟病,职业危机、职业压力不断增大的今天,我们医生当相信:有理(科学的理)走遍天下,得民心者得天下。

中医为什么非要成为科学？

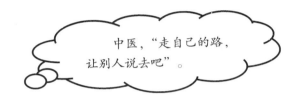

中医，"走自己的路，让别人说去吧"。

"出啥事了？出啥事了？"

记得读研究生的时候一室友每次从外面回来,脑袋刚伸进宿舍门就会问这个问题,一副唯恐天下不乱的样子,后来大家也好像受了传染(也是故意)一样,见面第一句话都改成了"出啥事了?"。而另一位老家在江南的同学则在有事情发生后都会以"搞大了"作为评论的开头,一时成了我们宿舍一景。而我国现在医药界真的是出事了,真的是搞大了。

搞中医的和搞西医的打起来了:搞西医的要联名上书废除中医;搞中医的不甘示弱,据理力争,说要保卫国粹,发扬传统。双方在各路媒体(以网络为甚)上开始了激烈的辩论,开始大家还是就学术言学术,后来有些争论还发展成了人身攻击,一时间好不热闹[1]。害怕真的是搞大了不可收场,都是娘的孩子,打坏哪一个都心疼,于是

————————————
〔1〕　注:2006年中西医争论正盛。

卫生部站出来力挺稍显势微的中医:"中医药既是我们的国粹,也是目前我国医药卫生领域不可分割的重要组成部分……'十一五'期间,卫生事业发展的一个非常重要的特点就是要加大对中医药发展的支持力度,发扬光大中医药事业。"

这次估计老祖宗的传统中医命还会很长,因为从常理来看,这次反中医,官方是不赞成的,而民国时期官方主持的"废止中医"案都没有成功。

窃以为,中西医争论的焦点是中医是否是科学。坚持取消中医一方认为中医是伪科学,列数其斑斑"恶行";坚持中医一方认为中医是科学的,罗列其种种功用。但在强大的西医攻势面前,中医不免露怯,极力想证明自己是科学的。本人对中医和西医都七窍通了六窍,凭自己的经验也无法说到底哪一种更好,但一直有个问题我搞不明白,那就是中医为什么非要成为科学?不是科学又能怎样呢?不是科学就不是中医了吗?

从历史上讲,现代科学概念的出现是晚于中医的,而且相差很远很远,中医横行一时的时候,科学的概念还没有出现。那么,科学是什么?

在20世纪初那些最先提出这一问题的人士心目中,"科学"的定义是相当明确而一致的:"科学"是指在近代欧洲出现的科学理论、实验方法和机构组织。现在来讲,科学还需要:与现有其他科学理论是相容的;在理论上不能自相矛盾;必须是可以被证伪的;实验的可重复性;规律性、逻辑等概念。可以看出,科学不仅是一种方法、程序、逻辑体系,还是一套话语体系、行为规范、价值取向和道德准则。也就是说,要想成为科学,至少要符合上述一套规则。正确性并不是评价科学与否的标准,科学承认自己不会永远正确,它会出错,但是知错能改,今天"正确的"结论,随时都可能成为"不正确的"。我们判断一种学说是不是科学,不是依据它的结论,而是依据它所用的方法、它所遵循的程序。

科学的东西不一定有用处、对人有好处,不科学的东西也一样有益于人民。用科学的标准来评价中医,结果当然可以是科学也可以不是科学,但这不影响中医作为中医的存在。2006 年篮球世锦赛,美国的 NBA 和 WNBA 成员组成的国家队都没有拿到冠军,当然不是他(她)们水平不行,而是由于裁判的规则不同,但这并不影响他(她)们在球迷心目中的地位——天下第一。人家回美国依然采用自己的规则,全世界为之疯狂依旧。

我们心里都明白,科学是从西方来的——在中国的传统词汇中,甚至就根本没有"科学"这样一个词。问中国传统的中医是不是科学,等于鸡同鸭讲,和一直争论的"中国古代有没有科学?"一样本身就是个伪问题。

中医大可不必对西医的挑战惊慌失措,不科学你依然可以作为中医而存在,民众是否接受不是因为你是不是科学,关键看的还是效果,流行歌曲不是科学,但喜爱的人众多。中医同仁们应该"走自己的路,让别人说去吧",至于能否永远走下去,群众的眼睛是雪亮的。

但我还是悲哀地看到,"中医研究院"改成了"中医科学研究院",不知是自讨没趣,还是底气不足。

献血究竟是为了谁？

> 献血就是生命健康保险。如果人人都不献血，那我们生病了需要鲜血的时候该如何？

小妹在电话里兴奋地对我说："大哥，我刚献完血，等来年再献200就满1000毫升了，以后自己就可以终身用血免费了。"由于远离家乡，和小妹的联系多半是靠电话，对小妹的话我没表现出应该有的高兴，却不无担忧地说，"注意安全啊，可别传染上——什么病"，我犹豫了一下，考虑小妹还小，"艾滋病"还是没有说出口。聪明的小妹还是听出了话外音，回答道："你就放心吧，我是专业人士啊，当然没问题的。"

我才意识到，小妹是在一家大医院做护士工作的，我是多虑了。很惭愧自己多少也是在医学院校工作和学习过十年，毕竟也算一个半专业人士，竟然观念还这么落伍。由此也可以看出义务献血观念在我国的普及还有很长的路要走。做一下反向推理，如果连医院护士都担心献血会传染疾病，那义务献血还如何开展得下去呢？

血液对于医院临床的重要性无须多言。对身体健康的人来说，一年献血一到两次，可促进血液的循环、能让血液更新换代、对身体有利而绝无害。而且一个健康的人献血失去 400CC 的血只占体内总血液的一小部分，对身体不会有什么不良反应。适当放血有益身体的观念古已有之：古希腊医学之父希波克拉底提出放血作为一种预防性治疗。当时比较盛行"放血疗法"，希波克拉底的文集常提到特定部分的放血来治疗特定的疾病，像右手肘放血治疗肝病，左手肘放血治疗脾脏疾病等。盖伦[1]提出人生病主要是因为体液不平衡，而放血可维持体液的平衡，使人体健康。由于盖伦在西方医学史上的地位，放血治疗存在了近两千年。由于当时医学科学不发达，把放血治疗绝对化，我们现在应该辩证地看待，此处引用只是为了说明适当献血对身体有利。另外，古埃及人也有放血以保持青春的做法；对于放血治疗疼痛，在中国的《内经》中也有记载，后来可能演变成了针灸，但直到现在我国还有拔罐放血的治疗方式。

　　献血不但不伤身体，而且还有献血证明，下次你需要血液的时候能免费用双份，积累到一定的量则可终身免费用血。我国《献血法》明文规定：一次性采血器材用后必须销毁，确保献血者的身体健康，无偿献血的血液必须用于临床，不得买卖。另外献血和输血的概念是明显不同的，献血时血液是往外流的，只要一次性采血器械达到国家的规定和要求，献血是不会传染任何疾病的。也就是说，从理论上讲，如此对自己有利无害的事情（义务献血）人们应该趋之若鹜啊，医院也绝不会出现临床用血紧张的局面的。但现实恰恰相反，经常出现的消息是全国各大医院血液供应告急，或某某血型的血液急缺。比如曾在一则新闻（中国青年报，2006 年 11 月 07 日）里，昆明市血液中心血液管理科主任说："在刚刚过去的夏天，一直为 10 万毫升上下

---

　　〔1〕　盖伦：古罗马时期最著名、最有影响的医生和解剖学家，他被认为是仅次于希波克拉底的第二个医学权威。

的昆明市血液总库存悬着一颗心。这个库存量,仅够全昆明一天半的用血量,最紧张的时候,A 型血一滴都没有了。"既然献血有利无害的道理并不难懂,知识层次相对较高的城市居民应该很容易理解和接受,献血人群应该是城市人口多于农村人口。可另一个我们无法理解的事实却是:绝大多数城市的血液供应主要是依靠学生和农民工支撑的。

问题的症结在哪里呢? 显然是人们为之谈虎色变的艾滋病。据2006 年河南完成的一项艾滋病流行病学调查,在 28 万有有偿供血史的人群中,有 2.5 万 HIV 感染者,1.18 万艾滋病患者;农村患者分别占了 97% 和 98%。我国许多艾滋病毒是通过非法采集血液而感染的,为了保障血液安全,我国已建立了相关的血液安全法律、法规,实施血站的全面质量控制,逐步取消有偿献血,避免"血头"和职业献血者的出现。如果更多的人站出来参加无偿献血,非法采血而感染艾滋病的渠道因为已经无利可图自然就会断绝。那么,如何让所有人都树立无偿献血观念并参与到其中来呢?

窃以为,树立并培养献血保险意识和危机意识是当务之急,把无偿献血作为一种生命健康保险来宣传。中国人的保险意识近些年在逐渐加强,从社会上名目繁多的安全、健康类保险就可以看出来,而且现在主动投保的人也越来越多,主要是因为太多的鲜活的因投保而减少损失的案例发生在身边。不能只是靠枯燥文字说教来宣传,要改变宣传方式,增加现实中的案例,让民众树立这样的观念:献血就是生命健康保险。如果人人都不献血,那我们生病了需要鲜血的时候该如何? 为什么大家都没有这样的危机意识? 所以,在宣传中还要加入危机意识的内容,献血其实是为了自己。

怀念我当年的主治医生：
乱世当用重典

> 从严制定相关法律，即，设定医药回扣为高压线，从业人员一经触犯，不论额度多大，行业终身禁入。

我十多年前本科毕业分配到东北某著名医科大学工作，和学校一墙之隔的附属医院便成了近水楼台，这种资源便利当然是谁都不愿意经常利用的，可有病了就避免不了了。有一年不知什么原因我得了过敏性紫癜，还是关节型的，行动不便，只好住到了"向往已久"的附属医院。主治医生很年轻，也就刚刚硕士毕业的样子，记忆最深的是一次给我开一种止痛药，平时都用扶他林（通用名双氯芬酸，价格不算高的一种止痛药，效果也不错），那一天，主治露出一种古怪的笑容环顾四周确认没人后轻声问我："给你开××药，可以吗？"我好纳闷，用什么药是你决定，当然是哪种有效用哪种了。

"可以的，你决定吧？"

"能报销吗？"主治试探着问。

"没问题的。"我回答（当时我们公费医疗，单位给报销80%）。

后来我在账单上发现那瓶止痛药（名字我已经忘了）价格是360

元。而当年我的月工资是 500 元不到。当时我并没有意识到什么，虽然贵，但毕竟大部分是单位报销。现在回想起来，我怎么那么傻，这太明显了：主治吃药品回扣了。

如果说十几年前的医药回扣还只是未出门的黄花闺女欲说还羞，那么现在可以说已是成熟女人狼凶虎猛了。医药回扣（近年来更严重的是医疗器械的回扣）的严重程度可以说是已达到让人忍无可忍的地步，只要用"狗狗"随便一搜，便出现了 51 万多项相应记录。当然，绝大多数文章是揭露黑幕、分析原因、最后献计献策的。关于医药回扣的危害[1]有目共睹，这里就不多加分析了。医药回扣形成的原因也不外乎行业竞争、高额利润、医药体制、医德缺失、法律盲点等。这里只尝试讨论如何遏制（甚至根治）这一现象。

国家既然已经把医药回扣定性为商业贿赂，而商业贿赂已然触犯法律，犯法就需要追究相应的法律责任。近一段时间以来对中西医之争的关注使笔者认识到，中医提出的治病治本的理念是适合于治理医药回扣现象的。上文列出的种种产生医药回扣的原因都是存在的，可以认为现在我国的医药行业相对处于一片"混乱"之中，一切"混乱"都是因人而起，人便是本，治本就是治人。历代帝王治理国家大多遵循的一个原则就是：乱世用重典。我国现在的医药行业可以说处于行业发展的"乱世"，而当今治理医药行业之"乱"的"典"却显得有些轻（国家也对医药回扣现象出台了经济处罚，据称最高不过 20 万元）。笔者建议采用美国证监会治理证券行业违规问题的思路，从严制定相关法律，即，设定医药回扣为高压线，从业人员一经触犯，不论额度多大，行业终身禁入。

---

　　[1]　2006 年，商务部提供的资料表明，在全国药品行业，作为商业贿赂的药品回扣，每年侵吞国家资产约 7.72 亿元，约占全国医药行业全年税收收入的 16%。

当然,在有法可依的情况下,还需要有法必依和执法必严。

沧海桑田,现在回想起当年主治怯怯地问我能否开××药的表情,不禁感叹:那时的主治是多么的淳朴啊! 和现在对照简直可以说他"医德高尚"了,假设我当时拒绝,他可能就不会开那药了。看看现在,不要说医生,也不要说那些复杂的药,最简单的青霉素在许多医院你想开根本就没有。当年出院后直到现在就再也没有见到我的主治医生,不知你现在开药是否还会怯怯地征询患者意见?经过十年的洗礼,你现在过得还好吗?

Chapter 5

另类医史

满城尽带××牙

假的永远也代替不了真的，还是多做牙齿保健和齿病预防的功夫比较好。

关于镶牙，黄建中的电影《米》中有一个触目惊心的镜头，至今想来依然心有余悸：陶泽如饰演的五龙在经历了屈辱的底层生活后，终于"出人头地"。为了显示自己地位的变化，同时也是作为影片主人公五龙人性恶的彻底暴露的符号，五龙敲掉了所有的牙齿换了满口的金牙，丧心病狂的他，将所有曾经敌视过他的人一并收拾。

电影的背景时代是 20 世纪 20 年代。可见，在那个年代，黄金作为镶牙材料已非常流行，并且是身份地位的象征，穷苦人是没有机会享受的，但为了炫耀而敲掉所有的牙而镶满口金牙是不常见的，多半属于艺术的夸张罢了。

牙齿作为人体最坚硬的器官，却是最容易出毛病的地方之一，几乎每个人在一生中都会有过不止一次的看牙医的经历。由于牙病的常见性，网络上医生笑话中以针对牙医的居多，正如下面一则幽默：

父亲：长大后，你愿意选择耳科还是牙科作为自己的职业呢？

儿子：当然是牙科。

父亲：为什么？

儿子：因为人有 32 颗牙齿，却只有 2 只耳朵。

人类牙齿数目多，加之功能的特殊性，因各种原因而脱落就需要镶假牙来满足正常功能，同时也有利于保护其他健康的牙齿不受牵连。我们通常所说的假牙在医学中称为义齿，属于口腔修复范畴。现在我们最常见的是镶烤瓷牙，也就是以陶瓷作为义齿的材料。

可以说自有人类便有牙病，而义齿的出现则要晚许多。人类义齿的材料最初是用天然牙齿——兽牙或人牙。有资料记载，研究人员在墨西哥距今 4500 年前的人体骨骸中找到假牙，这可能是美洲最古老的牙齿修补术。研究人员在骨骸中找到死者的牙齿，很清晰地看到他的上颚牙齿脱落，安装了假牙，这些假牙可能是狼或豹子的牙齿。当然，考古也显示当时的安装技术十分粗糙，旁边的好牙有被感染的迹象。

正如人类许多古老而朴素的"吃啥补啥"的想法一样，第一代镶牙材料就采用了人或动物的牙齿。西方最初是用河马牙、象牙、牛牙来制造义齿的，但动物的牙齿毕竟不如人牙好看，而且磨制起来很费工夫。人们就开始寻找新的义齿来源，有需要就有市场，于是在文艺复兴时就开始出现穷人卖健康牙齿的事情，到十八世纪已成为流行。后来，由于买活人的牙成本太高，很快就有职业盗墓者向牙医贩卖死人牙齿。这种事估计也是偷偷摸摸进行的，对患者则宣称义齿来自活人，或许这就是假牙造假的开端，无法想象知道自己嘴里有一颗死人牙齿的感觉。不过，与盗墓拔牙相比，来得更快的是尸横遍野的战场。最著名的，当数 1815 年"滑铁卢"战役留下的巨大的义齿资源了。那次战争，对阵双方共损失了五万多将士。几万套"滑铁卢"义齿，可以说服务了欧美整整一代镶假牙的人。

第二代假牙是金属假牙，金属材料作为生物医用功能材料，是材料科学的一个重要分支，用于人体植入物的历史已有 400 多年。英国较早地使用了纯金板镶牙，直到半个世纪前，金牙一度是人们镶牙的首选。由于黄金良好的可延展性和稳定的化学性质，使它稳稳地抢占了牙医诊所内的"头把交椅"。镶牙也一度被当作仅次于保值功能外的黄金第二大用处。在电影《辛德勒的名单》中就有这样的情节：被搭救的犹太人纷纷摘下自己的金牙，帮助辛德勒渡过难关……但是，随着世界黄金价格的水涨船高，现在如果要镶一颗金牙，费用高达 1000 元以上。在人们时尚追求自然美的当今社会，金牙已逐渐淡出人们的视野，偶尔会有恋旧的老年人来修补几十年前装就的金牙。黄金假牙虽然曾很长时间占据牙科诊所"头把交椅"，但由于黄金价格昂贵，很多人无法及时镶牙，或者用其他金属代替。1942 年，聂荣臻司令员牙病发作，黄金紧缺，又不能影响工作，牙医们只好改用银元代替。据当年的牙医描述：用银子镶出的牙，虽不如金牙威风，但效果也不错。

金属义齿虽然比较坚固，但其缺点是与人体具有生物不相容性。当时的技术相对不发达，义齿的固定还需要与颚部相连的挂钩，使用起来很不方便，最明显的例子就是：不苟言笑的美国总统华盛顿，仔细观察这位总统的肖像，你就会发觉，这位美国总统的嘴巴永远都是紧闭着！原因是他满口假牙。

以陶瓷为代表的无机非金属材料的应用历史悠久，但口腔医学正式应用是从 1774 年，法国的一名医生（Duchateau）采用陶瓷作义齿基托开始的。陶瓷一度是制作义齿的重要材料，陶瓷修复体色泽美观，生物相容性好，但其性脆，易折裂，早期镶有陶瓷假牙的人是不敢"啃硬骨头"的。之后人们不断研制出新的、有利于口腔修复发展的陶瓷种类。1960年,当人们初步解决了金属陶瓷相互匹配的问题后,烤瓷熔附金属工艺(PFM)诞生了。它克服了单纯瓷材料本身强度不足的缺点,兼有瓷的美观与金属的强度等优点。于是,民间所通称的烤瓷牙——作为一种替代金牙的产品,在20世纪90年代出现了。烤瓷牙即在真空条件下,借助高温将陶瓷粉熔融并结合到经过特殊处理的金属表面上制作而成的修复体。这属于义齿材料发展史上的第三个阶段——非金属材料占主导地位的阶段。近年来,制作假牙的材料主要是烤瓷、塑料、金属。由于假牙在口腔的固位方式不同,将牙齿缺失的修复分为两种,即活动义齿与固定义齿,因而使用的材料也不同。烤瓷牙属于固定义齿。当然,在此之前,还有用硫化橡皮做材料的。

烤瓷牙的优势在于良好的生物相容性和永久不变色,它从最初的普通烤瓷发展到现在的合金瓷牙和全瓷牙,价格也从上千元降到几百元。合金类的还有钛合金烤瓷牙、镍铬合金烤瓷牙、低金烤瓷牙等产品之分。但烤瓷牙也并非完美,也有它的不适宜人群和牙齿。

世界各国都在进行更适合人体的义齿材料的研究,钛及钛合金被认为是迄今为止最理想的人体植入金属材料。专家还预言,将来可以修复几乎所有的牙列缺损和牙列缺失,使咀嚼功能恢复正常,以致假牙和真牙难以分辨。但我总坚信:假的永远也代替不了真的,还是多做牙齿保健和齿病预防的功夫比较好;万一真的需要镶假牙,也要到正规医院,一些黑心街头诊所使用的劣质材料更是贻害无穷。

避孕套小传

　　世上万物，追根溯源，大多有其来历，避孕套也不例外。

　　现在所说的避孕套有两种：男用避孕套和女用避孕套。无论是哪一种，其原理都是在性交时，用一层薄膜将男女性器官（主要是阴茎和阴道）隔开，避免性器官的直接接触，防止性传播疾病的传染，并使精液排在避孕套内，无法进入女性生殖道，从而防止精子与卵子相遇，消除受孕可能。本文中提到或记述的避孕套特指男用避孕套。

　　性的两个主要功能是生殖（人类繁衍后代的需要）和娱悦（或者说娱乐），繁衍不能没有节制，娱悦人之所向，但也不能过度，相应地出现的避孕套所具有的三种主要功能便分别是：避免怀孕、增加生活情趣和防止性传播疾病。因此，避孕套又称为阴茎套、保险套（安全套）、如意套等。

　　第一只避孕套是由什么人、什么时候、用什么材料制成、效果如何已不可考。一些人考证出的各种第一也不可信，但我们有理由相信避孕套的历史相当久远。我们现在只能通过古代留下的绘画、文字以及博物馆中的实物窥得一斑：在古埃及和古罗马时代的艺术品上均描绘有用动物膀胱或鱼鳔制成的避孕套，那时的男人也真是可怜，找到一只合适尺寸的避孕套该有多么难，还要考虑如何去掉其本身的味道。世界上有关避孕套的最早文字记载（1564 年）出自于意大利的解剖学家加布里瓦·法罗皮奥（1523—1562 年），他描述了一种浸有药液的亚麻布套制成的阴茎套。据他本人调查，在 1100 名试验者使用后，反馈结果是令人满意的。

因此，有学者认为，避孕套的发明权应归功于法罗皮奥。就考古发掘的实物来讲，在博物馆的收藏物中，利用鱼鳔和动物肠子制成的避孕套据说是现存世界上最古老的避孕套，距今已经有 300 多年的历史。一端以丝线缝密，另一端的开口可以锁紧，防止滑落。由于材料的特殊性，其实用性令人生疑，但这显然已有点接近于现代避孕套的雏形。另有一类避孕套是在考古发掘中发现的，年代更加久远，属于公元前 2000 多年的古埃及人，但其似乎是男性用于装饰生殖器的一种饰品，因为在墓室中的男尸的阳具上就发现有这种装饰品。

顺便提一下，中国古人有用鱼鳔作避孕套的记载。总之，前述的古代避孕套都是采用的自然形成的原料制成的，使用起来多有不便。

现代的避孕套是于 17 世纪晚期由英国医师约瑟夫·康德姆（Joseph Condom）发明的。避孕套的英文为 Condom，就是为了纪念它的发明者。康德姆发明的避孕套，是采用小羊的盲肠制成的。先把羊肠剪成适当的长度，晒干，接着用油脂和麦麸使它柔软，直至变成薄薄的橡皮状。由于康德姆发明了避孕套而被英国国王查理二世封为骑士勋爵，他的发明被国人誉为"愉快的发明"。早期的避孕套，大多是用亚麻布或羊肠制作的。

直到 19 世纪后期，乳胶工艺的发展使得乳胶质避孕套的出现成为可能。第一个乳胶避孕套，是由荷兰物理学家阿莱特·雅各布博士在

1883 年发明的。到了 20 世纪初,避孕套的生产技术虽然在不断改进,但由于其厚度为 0.06 毫米,这使得夫妻往往不能"尽兴"。于是,超薄成为避孕套生产追求的目标。直到 1949 年,日本人率先研制出了厚度仅 0.02 毫米的"超薄型"优质避孕套。此后,避孕套在厚度上大体定型。材料上,现在的避孕套原料通常是天然橡胶或聚亚安酯。

现代社会,随着人们日常生活水平的提高,特别是物质需要基本满足之后,人们开始追求"性福"。性的娱悦功能得到进一步加强,相应地,避孕套的避孕功能弱化,甚至成为附属功能,这种趋势的直接表现就是市场上花样繁多的避孕套类型。针对不同的细分市场,各国已经开发出不同颜色、不同款式、不同长短/大小、不同厚薄、不同附加功能的避孕套。下面仅介绍独具特色的几种:避孕套表面呈胶粒状或螺纹状麻点,在性交时可以增加女性的性感觉;美国出品的一种避孕套,其套口的橡皮圈直径比套体小得多,其目的在于有效地防止阴茎因血液回流而软缩;人为加长阴茎的避孕套,其头部是用软橡胶制成的,套体长约 15 厘米;以杀精剂作润滑液的避孕套;含有各种抗生素的避孕套;含有局部麻醉剂的避孕套;各种香味的避孕套等等。就目前避孕套的品种数量,如果有性趣者想每种避孕套都试用一遍,假使他能"工作"到 70 岁,即便一周三五次,那也是不可能完成的任务了。

避孕套曾被誉为 20 世纪影响人类最深的 100 种发明之一。调查显示:使用避孕套的夫妇,女方宫颈癌的发生率明显减少。当然,有许多附加功能的避孕套如果使用不当还可能对健康造成损害。建议使用者可根据本人及性伴侣的具体情况选用不同型号及外观的避孕套,量力而为,切不可追求新奇特,这样才能既可提高性生活质量,又能保证避孕的效果。

减肥方法史

> 盲目减肥并不一定能带来健康。科学家发现，最瘦的人死亡率最高，除心血管疾病外，最瘦人群在其他疾病的死亡率都是最高的。

　　自有人类历史以来，就有了肥胖的记载。但在早期的历史上，肥胖却始终没有作为一个话题而独占一席之地。造成此种情况大抵有两种原因：一是人们还在为温饱奔波，无暇顾及胖和瘦；二是胖瘦并没有成为社会审美标准之一。正如苏轼《孙莘老求墨妙亭诗》中说："短长肥瘦各有态，玉环飞燕谁敢憎。"也就是说人的体形虽不同，但各有各好看的地方。

　　但不可否认，在历史上，普遍来讲，人们还是认为胖子看着更顺眼一些，毕竟胖和生活富足在某种程度上是呈正相关的。这种观念即便现在依然有一定的市场。所以说，在人类历史上，很长一段时间是没有减肥的说法的，当然也就谈不上减肥的方法了。

　　有文献记载减肥方法滥觞于我国春秋战国时代，一个人的喜好改变了历史，他就是楚灵王。修骨秀颈、细腰如束，是他的偏爱，有些生得苗条柔弱的大臣还因此受到了楚灵王的赞美、提拔和重用。这样一来,满朝的文武大臣们为了赢得楚灵王的欢心和宠信,便千方百计地实行减肥,拼命使自己的腰围变小。他们不约而同地注意节制饮食,强迫自己一天只吃一餐饭,为此经常饿得头昏眼花也在所不惜。这也就是后来所说的"楚王好细腰,一国皆饿死"的典故。请注意,这时候便出现了最早的减肥方法——节食法。节食法是人们基于朴素的日常生活经验——多吃、吃好的就会发胖——逆推而得来的。节食法简便易行,效果甚佳,千百年来一直是减肥方法中的常青树,也是现代社会把减肥挂嘴边的女士最经常使用的方法。但少吃、甚至不吃所要承受的后果就是头晕眼花、四肢无力、无精打采……而且节食法的最大缺点是极易反弹。

"楚王好细腰"是历史上的特例,但也影响深远。到了汉成帝一代还留有余韵,号称四大美女之一的赵飞燕,以瘦著称,且能歌善舞,深得皇帝喜爱,引导了一代妇女的瘦身潮流。所不同的是楚王好的是男色,男人是减肥的主角;而到了汉代,主角变成了女性而已。一切到了唐代发生了变化,因唐玄宗个人的审美品位,杨贵妃因肥而得到"三千宠爱于一身"的至高待遇,以胖为美,最终成为唐代社会的朝野共识。这种影响一直到明代,社会上也就鲜有女性主动减肥了。西方古代也大抵推崇肉感美女,古希腊丰乳肥臀的爱神维纳斯便是一例,当然,维纳斯的体形基本是不符合当代的审美标准的。

早些时候,社会审美标准决定着人们对胖瘦的态度。随着现代医学的发展,1900年前后,出现了"肥胖是一种病"的观念,但这只是少数医生们的想法和说法,全世界人民普遍还是觉得胖子看着比较顺眼。情况到了1940年以后发生了明显的改变,起因是美国大都会生命保险公司发表了世界上第一份"理想体重表",这份表格颠覆了旧有的"成年人随着年龄增长,体重也可以随着增加"的观点。特别是到了 1945 年 7 月 5 日，这是个在肥胖历史上具有特别意义的日子。在这一天，巴黎时装设计师 Lewis Reard 发明了"比基尼"。这一服装的出现，使得全世界追求时尚的女性开始认真考虑身体的脂肪问题，也把"脂肪扼杀美"这一观点随着比基尼强行推销给了全世界人民。减肥成了爱美女性的必修课。且科学研究也提供了佐证：1948 年，心脏研究专家证实肥胖是冠心病、高血压的一个很重要的致病因素。自此，肥胖问题也正式进入了科学家和医生们的视野。1951 年，美国政府和一些主要医疗机构开始推行"减肥行动"，各种减肥方法也纷至沓来。

肥胖本来是一种病（或致病因素），本该由医生或专业人士主持参与，但由于时尚元素的加入，电视等媒体的推波助澜（1956 年，世界上第一个电视减肥节目开播），逐渐商业化的减肥行动开始泛滥。最早的一次是 1963 年 5 月美国纽约长岛的一位家庭主妇把帮助自己减掉 70 多磅体重的秘方公布出来，开始了流行到现在的"体重观察"减肥运动。节食减肥法依然是主流，1968 年，两位美国医生加入到倡导减肥的行列中，《快速节食减肥法》一书成为当时的畅销书。

节食减肥法虽然立竿见影，但也容易功亏一篑，加之过程痛苦异常，人们开始寻找没有饥饿感的减肥法，说白了就是如何才能"干吃不长肉"，原理当然是少吃或不吃脂肪、碳水化合物含量高的食品，减少热量摄取。1972 年一度流行"吃肉减肥法"，其创始人 Atkins 博士建议想减肥的人不吃或是极少吃碳水化合物，敞开吃肉。但近来的研究表明其危害比想象的要大很多。近些年，流行的蔬菜、水果减肥法、五花八门的减肥食谱等都属此类。

20 世纪 90 年代，人们对于肥胖的原始崇拜几乎完全被恐惧所取代。于是出现了直接针对体内脂肪的减肥法，所谓"脂肪炸弹"，其原理仍跳不出刺激代谢的窠臼。各种药物减肥方法大多属于此类。极端一点的还有吃辣椒减肥法、脱水减肥法、桑拿减肥法、水波排脂法等等。令人遗憾的是犹如美国学者威廉·康德斯所指出的：迄今为止，还没有一种减肥药物产品能在科学上完全站稳脚跟，在实践中能完全经受住考验。于是有人发明了更加极端、更加一招见效的针对脂肪的做法——外科手术吸脂减肥法。其弊端是对身体产生极大的副作用，而且术后体力和抵抗力都大大降低，是"要美不要命"人士的首选。还有几种准外科手术减肥法，属于国粹一类，诸如针灸减肥法、点穴减肥法等。

1996 年，用于计算人体单位面积的重量的参数——体重指数正式用于诊断肥胖。对于判断自己是否肥胖似乎有章可循了，按照这个指数，绝大多数天天嚷着要减肥的人不属于肥胖之列。但减肥大军依然在逐渐扩大，在经历了以追逐经济利益为目的的商业化减肥方法的狂轰滥炸后，多次"以身试法"的人们已开始逐渐多了一丝理性。众里寻他千百度，蓦然回首，人们发现，最简便易行，且行之有效的方法一直就如邻家小妹般站在身边，那就是运动减肥法。每周进行一定次数的固定锻炼，是减少体内脂肪、减轻体重、增加肌肉、使精力充沛的好方法，如跳绳、跑步、跳舞、游泳、骑自行车等。对于时尚一族，去健美中心参加运动减肥成为最受追捧的健身方式。时下，健康减肥已经成为一种重要理念，不少人抛弃了节食等极端的减肥方式，回归到健身中心通过运动达到减肥的效果。好处是除了减肥外，可以让体形更加结实，线条更加完美；弊端是成效缓慢，需要极大的恒心和毅力。

真正意义上的肥胖的致肥原因可能是饮食习惯所致体内营养失衡，内分泌紊乱，激素水平失常，多种脂肪代谢酶活性失常；也可能是遗传、生育和种族因素。其中的一些致肥因素是防不胜防的,也非人为采取办法所能改变的。针对肥胖症的更加有效的疗法也在不断研究更新中。

调查显示,在那些为了所谓的时尚而减肥的人们(绝大多数是女性,本身并不肥胖,甚至可能还比较瘦)中,她们追求瘦的原因主要有三点:吸引异性、消除自卑、为了健康。追求健康,无可厚非,但通过前文的记述可以得出结论:盲目减肥(本身并不肥胖的)并不一定能带来健康。在一项历时 24 年、涉及 5000 多人的调查研究中,科学家发现,最瘦的人死亡率最高,除心血管疾病外,最瘦人群在其他疾病的死亡率都是最高的。自卑感也多半是源于担心吸引不了异性。那么,减肥了就能吸引异性了吗?为什么就不了解一下男人的想法呢?

> "珠圆玉润更好,例如可靠、富足、划算、能劳动、有安全感、好生养、冬暖夏凉,等等。"
> "只有小男孩才会喜欢那种我见犹怜的瘦弱女孩,成熟男人都喜欢丰满圆润的,手感好。"
> "女人,要丰满,不能太瘦。瘦女人老得快,皮肤容易松弛,抱着很不舒服。"

鱼刺卡喉治疗小史

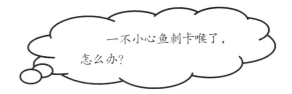

一不小心鱼刺卡喉了，
怎么办？

　　你津津有味地吃着鱼，突然，一不小心鱼刺卡在喉咙里了，这时候该怎么办呢？相信许多人有鱼刺卡喉的经历，许多人以后一提到吃鱼便心有余悸，一朝被蛇咬，十年怕井绳，更有甚者因此而不再吃鱼。

　　自从我们的祖先学会捕鱼、食鱼开始，鱼刺卡喉的历史也就开始了。汉代就有"如鲠在喉"、"骨鲠在喉"的成语出现，指鱼骨头卡在喉咙里，比喻心里有话没有说出来，非常难受。汉代许慎《说文解字》中解释为："鲠，食骨留咽中也。"段玉裁注："韦曰：'骨所以鲠，刺人也。'忠言逆耳，如食骨在喉，故云骨鲠之臣。《汉书》以下皆作骨鲠，字从鱼，谓留咽者鱼骨较多也。"看来，绝大多数卡喉异物是鱼刺。

　　当然，人们也积累了相当多的解决办法。最为人们所熟知的有吞米饭、吃橙皮、喝醋（如果喝醋也不见效，可在次日清晨，喝一碗井水）、喝橄榄核水，近代又有了含服维生素 C 的法子。这都属于民间根据"一物降一物"的原理得出的结论，其前提假设是鱼刺可以软化而顺下。历来被许多国人认为博大精深的中医也给出了一些小验方，如威灵仙 10 克、乌梅 3 个、砂糖 15 克、食醋少许，加水煎汤，缓缓咽下。中医讲究"偏方治大病"，于是还有如下偏方：饮鸭涎水，取活鸭子 1 只，倒捉鸭脚让其鸣叫，流出口涎，用干净杯碗接盛，慢慢喝下滋润喉咙，细小鱼刺很快便会溶化。另一偏方：大蒜一瓣，白糖适量，大蒜去皮、切断塞入双鼻孔，吞咽白糖一匙，不饮水；如不见效，再吞咽一匙白糖，此法用于鱼刺卡喉有效。古人的思想很深邃，恕我眼拙，这俩偏方的支持原理是什么我实在看不出。

以上所有方法我没有机会一一验证其效果（也不希望有机会），但我相信对于极为细小的毛毛刺是可能有效果的，这些方法的目的是使鱼刺顺食管而下，进入胃中消化或经消化道排出，我们姑且将其称为"顺下方"。现今各种资料上介绍治疗鱼刺卡喉的"顺下方"时，最后都有一句话：以上方法仍不见效，应尽快去医院就诊，请专科医生处理。这一句话才是问题的关键，说明"顺下方"都是假设细软的鱼刺可能侥幸被推入胃内。但万一碰到大的骨头呢？最终造成咽喉化脓、感染甚至刺破食管大血管发生生命危险的病例曾经也出现过。上文所说的去医院就诊，就涉及治疗鱼刺卡喉的第二类方法，我们称之为"取出方"——就是将鱼刺等异物从喉部取出。

最朴素的"取出方"是尽可能想办法使患者作呕，让鱼刺吐出（比如抠嗓子、闻狗屎之类的）。民间另一种比较科学的做法是：请人用汤匙或牙刷柄压住患者舌头的前部，在亮光处仔细察看舌根部、扁桃体、咽后壁等，尽可能发现鱼刺，再用镊子或筷子夹出。这已接近于现代科学的方法——利用喉镜取鱼刺。

中国人喜欢吃整条的鱼，边吃边剔除鱼刺，欧美等西方国家习惯将鱼刺处理干净后再卖给顾客，也就是说，鱼刺卡喉不大可能出现在西方国家。由此分析,对于清除鱼刺很是便利的喉镜不是由中国人最先发明实在是一件很遗憾的事。当然,美国在这方面也有憾事:美国第一任总统乔治·华盛顿就在 1799 年 12 月咽痛、声嘶、呼吸困难,医生束手无策,只好采用放血疗法,最终,华盛顿在极度痛苦中溘然辞世,年仅 68 岁。当时喉镜尚未问世,如果应用喉镜检查,也许可以做出正确诊断。用现代医学的观点分析,专家认为华盛顿可能死于急性会咽炎。

喉镜是出于对咽喉异常及结构的观察和了解而发明的。1807年,法兰克福的 Von Philipp Bozzini 发明了喉镜,并在他的一篇论文中对喉镜结构进行了描述:在一根中空的金属管中装配玻璃镜,类似于粗糙的潜望镜。但其由于缺少直接照明,实用性差,并没有引起多大反响。

但历史上首先发明并被同行命名为喉镜的是在 1829 年,由英国的一名医学生 Benjamin Guy Babington 发明的(最初叫声门镜),其结构是在一根长柄上连接一个小镜。用压舌板压下舌部,将声门镜的反射面抵于患者腭部,就可以看到喉部。

在喉镜的发明和改进过程中,照明光源一直是其中的难题之一。这方面,歌唱家和歌唱教师研究发声原理和发声器官结构,为喉镜的改进作出了不朽的贡献。从最初的蜡烛、太阳、台灯等到后来的各种专用光源。1859 年,英国医生 Morell Mackenzie 在布达佩斯学习喉镜的使用后,自己在伦敦建立了第一所咽喉科医院,并最终将喉科学发展成为医学领域的一门专业学科。他还发明了许多仪器,工作椅和光源,以辅助间接喉镜的使用,他还发展了间接喉镜下手术的灵活性。美国著名的内镜专家 Chevalier Jackson 采用了小钨灯泡作为远端照明光源,极大地扩展了视野。他还为喉镜设计了一个滑板,通过滑板的轻易移动,既可以放置支气管镜,也可以进行气管内插管。

还有一种是直接喉镜,可以直接观察喉腔情况,并可借此施行喉内手术或其他喉部治疗,故有诊断及治疗两种作用,样式主要有直接喉镜、前连合镜、侧开式喉镜等。

最近几十年,喉镜又有了巨大的发展,经过不断改良,力求充分暴露喉部,以便于在显微镜下施行喉显微手术。1972 年以来,介于直接喉镜和间接喉镜之间的显微喉镜问世,并广泛用于临床。还有现在使用比较广泛的纤维喉镜,即利用透光玻璃纤维的可曲性、纤维光束亮度强和可向任何方向导光的特点,制成镜体细而软的喉镜,光源用卤素灯的冷光源。

最新的技术应该是一根黑色细长、可以弯曲的"管子",学名叫电子喉镜。专门用于检查喉部和鼻咽,图像清晰度高,比现在广泛使用的纤维喉镜的图像要清楚得多。

有了上面这些令人眼花缭乱的先进设备,无论怎样的鱼刺卡喉都将不在话下,如果卡在食管有食管镜,万一鱼刺很顽固,到了胃里才发威,那还有胃镜。只不过总有大炮打蚊子——大材小用的感觉。其实绝大多数鱼刺卡喉只是在喉部而已,现在取鱼刺是耳鼻喉科医生的一项最小的、最简单的手术操作(如果可以称其为手术的话)。上学时,一到聚餐,耳鼻喉科那位同学都会先声明:大家可以点鱼,随便吃,有我呢。当然,再先进的设备也不如不卡喉好,如何避免鱼刺卡喉才是解决之道,最有效的办法只有一个——不吃鱼……

从动物到人的"血"泪史

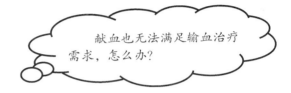

献血也无法满足输血治疗需求,怎么办?

　　无论在日常生活中,还是在文学、影视作品中,流血经常是受到伤害的表现,流血几乎总是伴随着流泪,血、泪两个字也经常连在一起使用,来表达伤心或受到伤害的程度。但至少有一种情况是例外:随"流血"而来的却是痛苦的减轻和生的希望,这就是义务献血。

　　"5.12"汶川地震后,由于灾区血液需要量巨大,爱心驱使义务献血的人激增,导致许多省市的血液中心"血满为患",只好发出告示劝市民预约登记即可,待日后需要时听召。但一时的血液"繁荣"却无法掩盖多年来的"贫血"现实。

　　血源紧张是一个世界性的问题。遇到战争、灾难、恶性车祸、严重事故、大手术等,血源就成为棘手难题。"5.12"之前,我国各地血液告急的新闻屡屡见报,2007年数据显示,我国每年血液消耗量约1600吨,血源紧张状况已是临床治疗面对的重大难题。即便血源充足,血液的寿命也很短,储存和运输极为困难,而且可能存在污染隐患。关于血液制品的污染,"血"的例子有很多,想想肝炎和艾滋吧,这里就不多举了。因此,寻找一种血液替代品,一直是国际关注的研究热点。

人类历史开始之时便是人类流血史之滥觞,而临床输血治疗仅仅有 160 多年的历史,现代人无法想象 160 年前的漫长岁月中,没有输血的治疗会是怎样的情景和结果。人工血液的历史则更加短,1937 年,血液代用品的研究刚刚起步。当时,美国科学家把红细胞直接分离出血红蛋白溶液,输入动物体内后发现,这不仅降低了携氧能力,还可能造成肾衰竭,实验被迫终止。人造血安全与否是科研人员要考虑的第一问题。

在人工血液问题上,人类依然是首当其冲选择了小鼠这个"英雄"。在众多的人工血液品种研究中,携氧能力是评价其性能的一个重要指标,氟化碳乳剂人工血液的研究是比较有成效且重要的一个方向。全氟碳化合物是一种合成液体,氧可溶解在这种液体中。它最大的好处是,全氟碳化合物能大批量生产,纯度也可很好地控制。1966 年,科研人员 Clark 等人在实验中发现,美国 3M 公司所生产的全氟碳化合物对氧的溶解度约为水的 20 倍,携氧能力为血红蛋白的数倍,并且用来试验的小鼠得以生存。

次年,转而使用大鼠试验,研究又有所突破,Sloviter 等以白蛋白为稳定剂的全氟碳化合物乳剂对大鼠实行脑灌流亦取得了成功。到了 1968 年,Geger 等以全氟三十胺乳剂给大鼠进行血液交换接近 100%,大鼠生存八小时。其后 Clark 动物试验心脏灌流成功。

两年后,试验动物升级为狗和猴子,日本科研人员光野、火柳等人主持了这项研究。1970 年,他们用氟碳化合物与狗做 90% 血液交换,换血后的狗生存了一年以上,这是在动物中以人工血液进行全血交换的第一次成功。在其后,火柳等与日本绿十字中央研究所共同研究 11 年,致力于研究全氟碳化合物乳剂的携氧及二氧化碳能力,并力求减少副作用。经反复改进,在猴体内进行 99％的换血,无一例失败,全部长期存活。

外科手术的进步以及不可预知的灾难事件的发生,靠献血是无法满足输血治疗所需的血液的。人工血液等血液替代品的研究可以说是唯一的方向。在无数试验动物的牺牲背后,科研人员的努力和成果也有目共睹。近几年,虽然完全的血液替代品还没有出现,但曙光已经初现。英国《泰晤士报》2008 年 8 月 20 日报道,美国一公司的科学家们宣布,他们已在实验室中利用干细胞制造出人造血。倘若这一研究成果能继续推广,人类将从此结束献血,血液可以被源源不断地创造出来,也令输血感染致命病毒的风险不复存在,血源不足悲剧也会因此而避免。

婴儿坠地后为何不笑？

> 当婴儿出生后，无法再依靠母亲提供氧气，这个时候最紧要的就是要学会自己呼吸，不哭，就不能呼吸。这就是婴儿出生时为什么要哭的迄今为止最科学的解释。

现在经常听到科技创新、创新教育、创新能力培养等提法或宣传，反过来理解也就是说我们国人在创新能力培养方面还需要进一步加强。老生常谈的问题就是要人们勤于思考，善于提问题，要有质疑的精神。关于苹果为什么会掉到地上的例子就不举了。其实，生活中好多现象我们一直在麻木地经历着，认为没什么问题可问，不就那么回事嘛！比如：人是伴随着哭声来到这个世界的，婴儿一生下来，只要正常，绝大多数会大哭，现在恐怕没人会追究，为何婴儿出生时不笑，而非得哭呢？

现在，所有人都知道婴儿出生啼哭是个常识，但很少有人能说出个所以然来。今天我们就探讨一个这样的问题：婴儿坠地后为何不笑？从古至今，人类又是怎样认识这个现象的？经历了怎样的认识过程？

最朴素的解释也显得有些俗气的是认为婴儿饿了，所以才会哭。

确实是有些小孩一喂奶，真的就停止了哭声。但不少婴儿不买账，照样哭，需要哄很长的时间才可能因哭累了停止。当人们对一种现象无法了解其真相时，迷信也就应运而生。于是出现了各种解释和猜测：有认为是掉魂的、中邪的、犯灾星的等等。经常是请来术士写一道符，贴在房子附近、路边等地，内容最常见的诸如：天惶惶，地惶惶，我家有个哭夜郎，过往行人念一遍，一觉睡到大天光。这种做法起自何时不可考，但至今在一些落后地区依然有市场。

人们接受婴儿生下来就哭是正常的现象，但却无法给出正确合理的解释，于是，出生婴儿的哭声及出生时的行为也就都被赋予了特殊的含义。比如最有名的一个传说：在秦昭王四十八年正月午时，赵国的首都邯郸，正当人们欢庆新年到来之时，一个婴儿呱呱落地了，人们听到了这个婴儿健康有力的哭声便纷纷议论："这个孩子哭声这么响，将来一定了不得。""是啊，在一年的第一天的午时出生，那可不得了，有帝王之气啊。"历史上有两个帝王出生于正月正的午时，一个是周文王，另一个就是这个刚出生的孩子，他就是日后的秦始皇。一出生便被披上了神秘的面纱。

宗教的出现为出生婴儿为什么哭提供了"合理"的解释，最有代表性的是基督教的解释，基督教认为婴儿赤条条地坠地，哇哇直哭是哭人生的艰难。人在世上是劳苦愁烦、病痛、衰老、死亡，过着苦海般的生活。苦难好像空气布满全世界，无论什么地方都有苦难，无论什么人都会遭遇苦难。婴儿一出母腹就哭了，因为他来到这苦海一样的世界。

解剖学的发展，随着对人体结构特别是女性生理结构的进一步了解，新生儿为什么哭而不是大笑便有了科学的理由。因为婴儿的脑壳相对较大，而且骨头外壳可变形性很小，从产道出来时，受到极大的挤压，非常疼痛，再加上当生不出来时，妈妈使劲加压，往外挤孩子，哪有不哭之理？生产的时间越长，婴儿遭的罪越大，脑袋所受的疼痛则越厉害，那么出生孩子哭嚎的时间自然会越长。如果婴儿很快就生出来，脑壳所受的挤压比较小，对哭泣神经的刺激不大，那么孩子坠地，在哭的过程中哄一哄，或者把甜甜的奶嘴塞进他的小嘴里，转移一下注意力，也就不再哭了。哭泣本是人体生理上解除痛苦的一种办法，哭能减轻疼痛；哭够后，痛苦也就轻了。所以大人不必因为小孩哭，就着急，千方百计去哄他。

在对人体结构的认识达到组织细胞水平后，科学家发现：婴儿在母亲肚子里的时候并不需要自己呼吸，而是由母亲通过胎盘供给氧气，这时的肺泡就像没有充气的气球，瘪瘪的。当婴儿出生后，无法再依靠母亲提供氧气，这个时候最紧要的就是要学会自己呼吸，而要呼吸，首先就要使这些瘪着的肺泡膨胀起来。肺泡表面有一层液体，会产生阻碍肺泡膨胀的张力，一般的呼吸运动无法克服这种张力，需要有比呼吸更强大的力量才成。于是，不哭，就不能呼吸。若不哭，医生就要打他，因为打了才会哭，哭了才会呼吸，才会使肺泡展开，这样婴儿的生命才得以保存。这就是婴儿出生时为什么要哭的迄今为止最科学的解释。

我还是不满意现在这个解释，大哭能使肺泡展开，大笑难道就不能使肺泡展开吗？我认为现在医学科学还没有回答婴儿出生为什么大哭而不是大笑的问题。虽然近年来还出现了从发声学上的解释，我倒愿意相信婴儿是在哭苦难人生的开始。

今天你还拔吗？

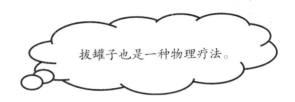

拔罐子也是一种物理疗法。

　　关于拔罐子,印象最深的是小时候,距现在有二十年的光景,在东北农村的土炕上,家里亲戚或邻居不管是干农活累着的,还是不小心闪了腰的,还是睡觉落枕的,奶奶都会让他(她)或趴或坐在炕上,卷起或脱掉衣服露出不舒服的部位。这时奶奶会根据疼痛部位的大小决定用玻璃罐头瓶子还是用小的专用陶制小火罐,一般用玻璃瓶子的时候居多,可能是由于作用面积大的缘故吧。然后点燃一小块卷成筒状的纸,投进瓶子,待纸烧了一半的光景,迅速把瓶子扣在疼痛的部位上,瓶子便吸牢在皮肤上。过了一会儿,火慢慢熄灭后,取下瓶子,身体上留下一个圆圆的暗红色的印迹,而患者的气色则似乎马上好了许多,疼痛也减轻了。那个时候,经常在老一辈人身上发现拔罐子留下的痕迹,似乎拔罐子什么病都能治,哪里感觉不舒服都可以拔。我离开农村后,近些年已不大听说再有拔罐子的了。

　　拔罐子其实是一种充血疗法,利用热力排出罐内空气,形成负压,使罐紧吸在施治部位,造成充血现象,从而产生治疗作用。由于这种方法简便易行、效果明显，在医学科学并不发达的我国古代民间，历代沿袭，也曾经一度被老百姓当作重要的家庭日常救治手法。按照中医的说法，拔罐子可以逐寒祛湿、疏通经络、消肿止痛，一般的腰身酸痛、哮喘、腹痛、外伤瘀血、伤风感冒更不在话下。

拔罐子又称"拔火罐"、"吸筒"等，现在我们常用的"火罐"一词最早出现在清代赵学敏的《本草纲目拾遗》中，叫作"火罐气"。但拔罐子这一疗法并不是清代才发明的，只不过之前并不叫这个名字，用的工具也不是现代所用的陶罐或玻璃罐。

最早文献记载有拔罐疗法的大约是出现在春秋战国时期的典籍《五十二病方》中。据医史文献方面的专家考证，这是我国现存最古的医书。书中提到角法，即应用动物的角作为吸拔工具治病，类似于现在的拔罐疗法。后来东晋人葛洪也在其所撰的《肘后备急方》中提到用角法治疗疾病，当时大多用的是牛角。

后来，拔罐的工具不断改进，牛角筒逐渐被质地轻巧、价廉易得、吸拔力强的竹罐取代，"角法"也改称为"吸筒法"。在操作上，则进一步由单纯用水煮的煮拔筒法发展为药筒法。即先将竹罐放在按一定处方配制的药物中煮过，乘热拔在穴位上，以发挥吸拔和药物外治的双重作用，所以竹罐又被称为药筒。

清代之所以出现了现在依然沿用的火罐一词，是因为清代发明了用陶土烧制成的陶罐，避免了竹罐容易燥裂漏气的缺点。目前仍颇为常用的投火法也是在那时候出现的。

时代在进步，科学在发展，但拔罐子的技术却未见有什么改变，与针灸一样，拔罐子也是一种物理疗法，也曾经被认为是物理疗法中最优秀的疗法之一。但近些年来，随着针灸本身的衰落，拔罐法也流落于民间，即便在民间，其发展也趋于停滞。虽然有广告依然把拔罐子的疗效吹得天花乱坠，但这类广告多散见于电线杆子、街头巷尾，和"办证"、"性病"等广告为伍。另外，在诟病颇多、鱼龙混杂的美容界，特别是一些女子 SPA 馆，在众多美容项目中也经常能见到拔火罐的身影。

在我国已有 2000 余年历史的拔罐疗法可能真的要走入历史了，或许将来的人们在面对竹罐、陶罐、玻璃罐、抽气罐、闪罐、走罐、留罐等概念时，真的如面对回字的四种写法一样了[1]。

---

〔1〕　典出鲁迅《孔乙己》。

亨廷顿为何舞个不停？

> 希望再也不要有人"跳舞至死"。
> ——我们相信总有一天会找到治疗或治愈亨廷顿舞蹈病的办法。

亨廷顿是谁？

许多人会马上联想到多年前在全球范围内激起了广泛反响的一本书——《文明的冲突与世界秩序的重建》。书的作者就叫塞缪尔·亨廷顿,哈佛大学的政治学教授。其认为冷战结束后,世界上意识形态的对抗也随之结束,但世界上的冲突仍将存在,根源却在于文明的差异,比如西方文明、中华文明、伊斯兰文明等主要文明间的冲突。至于这个亨廷顿的观点是否正确,他所谓的"冲突"现在是否应验不在本文讨论之列。

人类历史上还有一个亨廷顿,虽然没有哈佛的亨廷顿那么有名,但在医学界却是个让人闻之色变的名字。那就是德国的亨廷顿家族。在120多年以前,在亨廷顿家族发现了一种医学界前所未见的奇怪的病:家族的一些成员在成年后会突然开始跳舞不止,直到在疯狂的舞蹈中离世。于是,医学界便把此种病症命名为"亨廷顿舞蹈病"。

在我国也发现有典型的亨廷顿舞蹈病病例：说的是武汉市的艾氏家族，不知从什么时候开始，艾氏家族就被一种怪病缠上了，族人活到 30 岁左右，就开始整日"手舞足蹈"，"舞"者随着身体的无休止的扭动，生命一天天迅速走向死亡。艾氏家族全部的 21 人中，有 9 人染上了这种怪病，他们中已有 6 人在舞蹈中痛苦离世。2007 年 2 月，艾氏家族被华中科技大学同济医学院确诊为亨廷顿舞蹈病。

那么，亨廷顿舞蹈病的发病机制是什么？ 能找到有效的治疗药物吗？

亨廷顿舞蹈病是一种罕见的遗传性脑病。其症状表现为舞蹈性运动以及认知和行为障碍，通俗来说就是走路颠簸、平衡力差、步伐不稳，俗称亨廷顿夜盲症。通常要到患者中年以后才显现出来。此病是进行性的，即随着时间的推移而不断恶化，一般历时 10～20 年。随着病情恶化，脑中各部位神经细胞遭破坏，导致智能退化，逐渐变为完全痴呆。患者最终变得不能说话、走路、吞咽，直至死亡。

此病的病因是父母传给孩子的基因缺陷。亨廷顿舞蹈病患者的每个孩子都有 50% 的可能遗传到有缺陷的基因。至于其发病机制，早在 1993 年，科学家发现了蛋白质突变密码的基因，即亨廷顿蛋白质（huntingtin，Htt）。这个蛋白质一旦变异，最终就会导致脑神经细胞中毒。亨廷顿舞蹈病就是由这种蛋白质突变导致的。美国和挪威科学家合作研究发现，细胞在进行 DNA 修复过程中出错，或者其正常的修复功能受到破坏都可能是触发亨廷顿舞蹈病的原因。这项发现首次证实了 DNA 修复和这种疾病发生之间的联系。

指出致病基因的确切位置不仅是设计出诊断试验的关键，也是找到有效疗法的第一步。遗传工程学专家已找到分开和"重建"某些基因的办法。科学家将来也许能修理有缺陷的基因，进而"消灭"此病。2007 年的诺贝尔生理学或医学奖便授予了从事干细胞研究的美英科学家,他们研究的领域就是利用小鼠胚胎干细胞进行基因打靶。而且,又传来好消息:一个研究所(Mass General)的神经退行性疾病的研究人员已经发现了一种可能发展为治疗亨廷顿舞蹈病药物的化合物。可以说,亨廷顿舞蹈病的治疗已初现曙光。

和老年痴呆症、帕金森综合征等疾病一样,亨廷顿舞蹈病目前尚无有效疗法。在 1.5 万人中大约有一人患有此症。德国目前已知患者约有 8000 位,英国大约有 5000 人,美国有 3 万人。虽然我们相信总有一天会找到治疗或治愈亨廷顿舞蹈病的办法,但是目前又能做什么呢?

虽然还没有一种药物可以改变亨廷顿舞蹈病的病程,但毕竟有一些药物可缓解某些症状,包括身体与情绪两方面的症状,使患者舒服一些,身体机能控制得好些。近年来,科学家们一直在努力,德国就有科学家报告称,绿茶提取物可以防止亨廷顿氏症的发生。而带有"舞蹈病"致病基因的成人也可以在科学的干预下生孩子,孕妇可及时到医院进行基因检测,如发现胎儿不带致病基因,可正常怀孕、分娩;反之,则应该考虑人工流产。

格林童话《睡美人》中,可恶的皇后最终被套上烧得赤红的铁鞋,跳舞至死,读者看后拍手称快。现实生活中,则希望再也不要有人"跳舞至死"。

苦命阑尾的新生

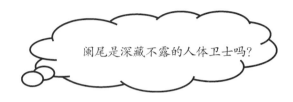

阑尾是深藏不露的人体卫士吗?

多少年,你默默追随

不弃不离

多少次,你欲言又止

最终沉默

独自黯然神伤

终于

我知道了你的寂寞

你的存在

准备珍惜、呵护

可你

却选择了

离开

　　——致我那苦命的阑尾

这首本人杜撰的大喘气的打油诗就是多少年来人们对阑尾认识的真实写照。当你意识到应该关注一下阑尾的时候，多半你的阑尾也即将离你而去了。

阑尾也称蚓突，是盲肠内侧一个细长盲管，但比盲肠小得多。它状似蚯蚓且突出于肠子外边。阑尾近端与盲肠相通，末端为盲端。人体阑尾的长短和位置不一，一般长 6～8 厘米，位于右下腹髂窝内。而盲肠位于身体的右下腹的大小肠交界处的下面，由于阑尾和盲肠相似、相邻，即便是现在也有相当一部分人误把阑尾也当成盲肠。同样，阑尾炎过去则被误称为盲肠炎，直到 1886 年，由美国人菲茨（Fitz）开始才正确命名为阑尾炎（1886 年，哈佛大学的病理学教授菲茨发表论文《蚓状阑尾穿孔感染的诊断和治疗》）。在今日的中国港台地区，大家仍习惯性地将阑尾炎称作"盲肠炎"。

在一个群体内，如果一个人毫无益处，甚至经常起副作用，我们就会开玩笑似地说他：你怎么跟一阑尾似的。多少年来，阑尾在人们心目中一直是一个几乎毫无用处的器官，并且由于阑尾黏膜下层有丰富的淋巴组织，并常呈增生状态，使阑尾腔狭窄或梗阻；阑尾腔内常有粪便、结石、寄生虫等存留，这些因素都容易造成阑尾腔内容物引流不畅；尤其因阑尾动脉为终末动脉，供血较差，一旦因某种原因造成血液循环障碍，就易引起阑尾缺血坏死而发炎。如果是急性炎症，阑尾面临的命运几乎只有一个——切除。

和智齿、尾骨（偶尔还有人长尾巴）、男性的乳头等一样，阑尾也被认为是人类进化过程中逐渐退化的部分，是没有什么功能的。既然阑尾被看做是退化无用之物，加之阑尾发炎有可能置人于死地，因此还有人主张有病割除，没病也可割除。据估计，每 15 人中即有 1人在其一生中患急性阑尾炎。

阑尾炎发病率这样高,而且是自古有之,那么,古时人类是如何应对的呢?在中医典籍中有相关记载,《金匮要略》中有疮痈、肠痈等病的专门论述。比如关于肠痈的证治,该篇指出"肠痈之为病……此为肠内有痈脓","肠痈者,少腹肿痞,按之即痛,如淋,小便自调,时时发热,自汗出,复恶寒;其脉迟紧者,脓未成,可下之,当有血;脉洪数者,脓已成,不可下也"。后人分析,张仲景所论述的肠痈,应当说主要是指阑尾炎。并由此推理,至少是自汉代以来,中国在对急性阑尾炎的发病、是否化脓的鉴别诊断方法和不同的治疗原则等方面都达到了很高的水平。可惜,不知何故,近些年中医对急性阑尾炎的治疗似乎大不如前了!

在西方,早期人类一旦患上了急性阑尾炎,几乎都会死亡。我们现在所熟知的阑尾切除术(通过开腹手术切除感染的阑尾)直到1888年,才由美国人查尔斯·麦克伯尼(Charles McBurney)第一次成功施行。阑尾切除术就是以他的名字命名的。

人类已进化了那么长时间,身体里怎么还会有无用的器官呢?阑尾是不是有人类没有发现的功用呢?当代科学家对阑尾的看法在若干年前已有改变。研究也一直在进行,结果显示:阑尾本身有丰富的淋巴组织,它能分泌免疫物质,可以杀死引起腹腔疾病的细菌,更能增强人体对癌症的抵抗力。并根据尸体解剖所见统计,科学家推测,老年人的癌病增多,大概与机体免疫力下降,包括阑尾功能消失有关。

最近,美国科学家相信找到了貌似无用并常常给人带来麻烦的阑尾的真正用途。杜克大学医学院的外科医生和免疫学家在《生物学理论》(*Theoretical Biology*)杂志发表了相关论文,指出阑尾的真正用途是产生和保护有益的细菌。科学家研究发现,阑尾的功能似与消化系统中的大量细菌有关。参与撰写报告的杜克大学外科学教授帕克说，阑尾就像细菌的避风港，这个像虫子一样伸出来的器官就像培植有益菌的工厂。

由此来看，阑尾反倒有些类似于深藏不露的人体卫士。对阑尾作用的新认识，也必然导致治疗思路的改变：现今医生对发炎阑尾都努力使用消炎药处理，只有当可能引起腹膜炎时才动手术将它摘除。

说说石膏

石膏的最初医用并非是用于骨科，医用石膏也不仅仅用在骨折固定上。

　　英国大导演阿尔弗雷德·希区柯克的影片以惊悚悬念著称，他的电影《后窗》更是让观众始终把心提到嗓子眼，美丽女主人公（由后来成为摩纳哥王妃的格丽丝·凯利饰演）的命运几乎让人感觉步步惊心。但相信影片还有一情景给观众留下了更深印象，那就是男主角骨折打着石膏的左腿，行动不便，更增加了悬念气氛。这里不讨论电影，单说那用来固定伤腿的石膏。

　　说起石膏，马上就会有一系列大多数人熟悉的说辞：石膏是一种建材，装修房子必不可少；石膏可做美术素描的模型；石膏还可用来制作出美味的豆腐等等。这些都是石膏的用途，如果加以归纳，可能要令读者吃惊了，石膏的用途可大了去了。石膏是非金属硫酸盐类中的硫酸钙矿物，是硫酸钙的俗称，主要可以用于以下几个方面：建筑材料方面，可作水泥缓凝剂、建筑用石膏制品及胶结材料等；在农业中用作土壤改良剂、肥料及农药；还可应用于造纸、油漆、橡胶、陶瓷、塑料、纺织、食品、工艺美术、文教等方面；在缺乏其他硫资源时，也可作为制造硫酸、硫酸铵的原料。不同用途对石膏的种类、含量有不同的要求，不同用途对石膏矿石中的杂质也有不同的限制。当然，石膏还有其他的分类方法，此处不赘。

上述石膏用途分类，故意遗漏了石膏另一大用途——医用。下面细细道来。

按照时间顺序，咱们先说中医。石膏入药已有 2000 多年的历史。《名医录》曾记载，睦州（今浙江建德）杨士丞有一女，患骨蒸内热外寒，请了许多医生治疗未愈，后来处州（今浙江丽水）有位姓吴的医生就用了石膏入药治好了女孩的病。中医认为石膏可以清肺热、泻胃火，除烦止渴，用于高热、口渴、烦躁、肺热咳喘及胃火引起的头痛、牙痛，这是内服，宜生用。石膏还具有收湿敛疮（煅用）功效，主治湿疮、湿疹、疮疡溃而不敛、水火烫伤，这只供外用，须火煅研末。中药采用纤维状石膏炮制后入药，主要作为清实热的主药，去热力强，但用量较大。代表方为白虎汤。晚清著名的中西医汇通家张锡纯还发明了石膏阿司匹林汤。

可见，石膏的最初医用并非是用于骨科，医用石膏也不仅仅用在骨折固定上。那么，中国古人骨折了如何治疗呢？

在中国最古老的医学典籍《黄帝内经》中记载：2000 年前，中国的正骨医师就掌握着一种神奇的正骨奇术，不用透视、不用开刀，只用双手触摸皮肤就能判断骨折情况，也同样只用双手就能治愈骨折。这种正骨术以及衍生出的各种正骨膏药（现在散见于各地方电视台广告及路边"膏药"广告等）流传至今，且有遍地开花之势。我们只能说太神奇了！

当然，中医治疗骨折除了手法和膏药外，还辅之以竹板固定，也就是常说的"小夹板固定"。这个小夹板，并不是中医的独创，因为全世界古代医生都用小夹板对付骨折。已知世界上发现最早的小夹板是古埃及的。至于现代医学的夹板治疗,已经发展到高分子材料,其透气、贴附,可兼备石膏可塑形、固定和夹板制动范围小的优势,符合生物力学及骨折功能锻炼。但这些高精尖的夹板价格较贵,我们国内使用较少。

石膏绷带作为常见的现代医用外固定材料已经有 200 多年的历史,具有原料易得、价格低廉、固定效果较好等优点,逐渐取代了小夹板。但其也存在操作烦琐、固化时间较长、不易透气、不能透过 X 射线、易破碎、易潮湿等缺点。不同部位骨折有不同的石膏固定方法,名目繁多,比如良贝氏石膏固定、人字石膏固定、蛙式石膏固定、屈曲石膏固定等等。

随着人民生活水平的提高,人们对高档新型医用材料的需求日益明显。骨科新型高档固定材料也层出不穷,比如外固定用氨纶弹性绷带、自粘绷带、网状绷带等,但大多价格昂贵,无法惠及大众。与此同时,内固定技术和材料也日新月异,许多产品和技术号称可以取代石膏。

但我们发现,骨科学员的基本功课依然是打石膏、固定、复位等技术,石膏绷带在骨科外固定中依然扮演主要角色。

纪念小白

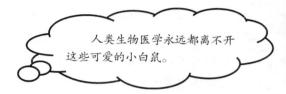

人类生物医学永远都离不开
这些可爱的小白鼠。

　　时下恶搞成风,尤其是网络上,什么轰动的事情一发生,马上就会出现恶搞的版本。恶搞古诗词、流行歌词等已经成了中小学生的新流行,前一段时间还有专家出来批评这些"恶俗"的东西。结果也就创造了许多"新词",比如有人说你是她的"偶像",你可要小心了,千万不要面露得意之色,因为那是"呕吐的对象"的简称;同理,"可爱"是可怜没人爱的意思。如果有人叫你"小白",你可能会一头雾水,不晓得自己哪里白了,其实,这是一句骂人话的委婉表达——小白痴的意思。

　　此类恶搞滥觞于何时已不可考。本文所要纪念的小白却绝没有取笑、不尊重之意,这里要说的是那些为现代医学的进步而献身的作为实验动物的小白鼠。它是值得所有医药界人士甚至整个人类向其致敬的可爱白色小精灵。本文也不仅仅是纪念那些可爱的小白鼠,还包括所有种类的为人类医学科学进步而献身的实验动物们,只不过小白鼠最为常见。

　　1901—2000 年,人类的平均寿命在 100 年时间里延长了 20 多年,医学与生命科学技术的突飞猛进当然是主要原因之一,但是,如果没有实验动物挡在人体试验之前进行各种前期实验,医学科学不可能取得这么快的进展。甚至有人认为,没有实验动物,人类的科学文明可能要倒退一个世纪。

　　无论中医还是西医都需要建立实验动物模型,使用最多的便是小白鼠。小白鼠俗称"小鼠"、尖嘴鼠,由于颜色纯白而得名。小白鼠是野生鼷鼠的变种,隶属于脊椎动物门,哺乳纲,啮齿目,鼠种。我国饲养小白鼠历史最早,据记载,公元 307—1641 年就有人捕获野生小鼠进行饲养,并作为古代僧侣们的祭物。

　　动物代替人类进行实验,历史悠久。如古希腊的名医希波克拉底,哲学家、博物学家亚里士多德及古罗马名医和解剖学家盖伦著作中关于人体解剖的记载,其资料仍然主要来自动物解剖。17 世纪,哈维利用动物实验证明了血液循环的原理。公元 8 世纪初,唐代药学家陈藏器写的《本草拾遗》中,记载了世界上最早的动物药理实验。实验动物的来源广泛,有野生的,也有家养的。人工培育的主要是哺乳动物,大约有 1000 多种。用得最多的实验动物是大鼠和小鼠。其中,小鼠在全世界的实验动物使用数量中占 80%。

　　从 18 世纪开始,小鼠开始成为实验动物,有的也进行观赏饲养。我国目前饲养最广泛的是 1946 年从印度某研究所引入到云南昆明饲养的品种,又名昆明种。19 世纪 50 年代由昆明引到北京生物制品研究所,以后输送到全国各地饲养。实验动物学作为独立学科,是在20 世纪 50 年代才发展起来的,并成为科研发展的主要辅助手段。

　　现在,我们所使用的实验动物通常是人工培育,医学上饲养的小白鼠可以说完全是为实验而生存,有人也把它们称作人造动物。它们是在自然界中找不到的新物种,比如所有的小白鼠都是在严格控制遗传学和微生物学特征的条件下生产出来的。这些为人类献身的小白鼠从事的工作非常神圣:它们要被设计成"剖宫产小鼠"、"糖尿病鼠"、"脑痴呆鼠"等进行试验,用有限的 2 年生命为人类健康事业鞠躬尽瘁。

实验所用动物数量非常多,一个实验室每年要用数百甚至数千只小白鼠,另外还有兔子、狗等。近些年,动物的权利和福利是探讨得比较激烈的一个话题,社会也开始重视动物的权利或福利。不管将来人类的生物医学发展到什么水平,人类生物医学永远都离不开这些可爱的小白鼠。绝大多数研究人员最后把实验结果写成论文发表时,都不忘在文章末尾致谢一节加上一句:感谢协助实验的××只小白鼠。这是我们现在所能做到的,也是应该做的。

月　事

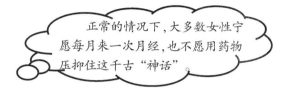

正常的情况下,大多数女性宁愿每月来一次月经,也不愿用药物压抑住这千古"神话"。

　　网络上经常有各种骂战,反正大家互相看不见,所以常有意想不到的恶毒语言出现,比如就有人(估计十有八九是男子,总之是个很有才的人)提醒男同胞要提防"每个月流几天血而不死的动物"。这种"动物"指的就是女同胞们,看来该男子在家中或生活中定是个饱受女性"压迫"之人。"每个月流几天血"当然指的就是月经这件事了,通常也称例假。

　　现在,人们已经认识到,到一定年龄后,女性每月来月经是正常现象,小女孩来月经被认为是长大成人的标志,而且对月经也都有较为科学的认识。传媒的发达、观念的进步,使得原本很私密、羞于示人的事情都变得再平常不过。各种卫生巾的广告做得美轮美奂,竟然给人一种女人来例假是一种享受和值得炫耀的事情的感觉,男人们面对广告中的"花花世界"只有羡慕并期望"她好我也好",偷偷地祈祷来世做女人了。甚至月经还有一个很亲切的称呼——"大姨妈"。

　　但查考古史发现,"大姨妈"并非是现代发明的,而是古已有之,

189

文录如下：

> 汉末，有女名佳，年方二八，自幼父母双亡，承欢姨娘。
> 日久，媒事渐多，女独喜李郎。
>
> 李生多情，私会家中。几要亲近，忽闻屐声。佳曰：姨
> 妈至。李生藏。
>
> 甘露后，李生纳媒，佳入李门。洞房之时，李郎宽衣拔
> 蜡，欲行云雨。佳逢月红，羞言，曰：姨妈至。李郎顿悟，停
> 房事。
>
> 至此，李佳氏（例假时）月红日，惯曰：姨妈至。

远古人类发现，月亮由朔到望，再由望到朔，二十八天是一个变化周期。女性们又发现，自己的信水也是以二十八天为一个周期。她们遂将信水与月亮联系起来，称之为"月水"、"月信"、"月事"、"月经"。因此，便有了现在常用的"月经"之称。

尽管许多人能够从一开始或随年龄增长便把它看作一件很自然的事情，但是，即便是现在，也还有不少人在月经初潮时由于无知而产生恐惧感，或受周围人看法的影响，对女性特有的这一生理现象产生不洁、厌恶一类的负面感觉。

这种情况亦古已有之，在中国，月经禁忌在民间禁忌和民间巫术中也占有重要地位。不只是中国，罗马历史学家普林尼认为接触经血后，鲜葡萄酒会变酸，田地会变贫瘠，嫁接的植物会死去，田园的种子会干瘪，树上的果实会坠落，钢刀的刃会钝，象牙的光泽会暗淡，蜂群会死去，即便是钢铁也会立刻生锈。中世纪的罗马天主教信条甚至规定，来月经的妇女不许进入教堂。信仰印度教或摩西教的女人

在经期都认为自己身子不洁,因此必须藏匿一段时间。此类记述还有很多,人们虽然不再相信这些假说,但对月经的恐惧感至今仍在影响着人们对经期妇女的看法。

我国早在《黄帝内经》中就提出了月经生理的基本理论,而且对月经病的病因也有了较为系统的阐述。据现在可查资料,月经这一称呼最早出现在《脉经》中。《脉经》还最早提出各种周期性不规则的月经现象。

但月经的真正生理机制在本世纪初仍被看作动情期(动物内部的发情),换句话说,认为女人进入发情期。瓦尔特·然伯尔(Walter Heaper)是 20 世纪初第一个思考女人是否和猴子一样,在月经来潮前不排卵的人。解剖学家爱德加·阿伦任和生物学家爱德华·德瓦泽将女性周期研究向前推进了一大步,他们在 20 世纪 20 年代发现了雌激素。

现在,普通人只要读一些相关常识资料,都可以弄懂月经的来龙去脉。但几十年来,医学界也一直在进行一个相反方向的研究,并且也透露了一个惊天秘密:女性月事大可避免,每个月一定要经过那段出血、肿胀、经痛、头痛、疲倦的"神话"早就可以打破,因为避孕丸的发明就可做到这点。

许多女同胞认为流血是好事(其实不然),医师也懒得去改变这种想法。有人认为这是药商和医师"合作"卖药的结果。可参考古亭河和希格尔合著的《月经过时了吗?》(Is Menstruation Obsolete?)一书,作者在书中也举出了许多令人信服的证据。他们认为每月大量失血并不自然,可能也不健康。特别是在人为避孕期间的月经,反而会让贫血更严重,也会增加罹患子宫癌和卵巢癌的危险。

这套说法获得许多医师的响应，因此现在医学界越来越多人反对每月必须流血的传统看法。说女人一生当中，连续几十年每月都要来一次月经，并不是"历史的正常"，每月失血对女性只是"时间和金钱的浪费"，对身体健康又没什么好处。但正常的情况下，大多数女性宁愿每月来一次月经，也不愿用药物压抑住这千古"神话"。

痔疮改变历史

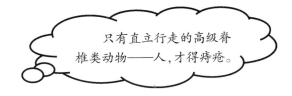

只有直立行走的高级脊椎类动物——人，才得痔疮。

　　本文的名字似乎有些耸人听闻，有荒诞莫名之感，痔疮怎么可能改变历史呢？我等平民百姓得了痔疮当然改变不了历史，虽然它会影响我们的心情，危害我们的健康，降低我们的生活质量。当然，痔疮也可能改变历史，那要看痔疮长在谁的屁股上了。就有历史学者认为：拿破仑的痔疮改变了历史。

　　拿破仑的痔疮和常人的痔疮应该没有什么两样，想必也是由于拿破仑直肠末端黏膜下和肛管皮肤下静脉丛发生扩张和屈曲所形成的，再加上拿破仑经常行军打仗，生活无规律，平时不注意定时排便以及肛门卫生，饮食也不清淡，热衷于辛辣刺激性食物，又不肯多吃香蕉之类的润肠食物，结果导致拿破仑那地方呈现出一般痔疮的临床表现：瘙痒、肿痛、出血。

　　但法国皇帝拿破仑的痔疮不同于常人之处在于，困扰拿破仑一生的痔疮改变了整个近现代的历史进程。公元 1812 年，拿破仑发数十万精锐之师，征讨俄罗斯，不幸的是：战争期间，他的痔疮经常恶性发作,使得拿破仑这位极聪明的进攻型战略家,无法骑马外出视察军队,也无法与战地军官们商讨战争局势。最终导致了他的滑铁卢,进而改变了法国以至世界的历史。

历史如果可以如果的话,那么拿破仑多吃几只香蕉,每日大便后用温水清洗 PP,外敷马应龙痔疮膏或黄连膏,平时坚持做一点提肛运动,今天呈现给我们的历史面貌或许会截然不同。看来,历史有时确实有些偶然,比如,我国历史上一位名人的痔疮就没有改变历史的记载。宋朝的苏东坡在被谪惠州期间,患上痔疮,疼痛难忍,坐立不安,于是便背着手在江边走来走去,苦苦思索破解之法,在吟出了"大江东去"的名句后,灵感袭来,发明了痔疮的饥饿疗法。他的医理是:下尸虫啮人,主人枯槁,则客自弃去。就是说他认为痔疮是虫子在啃噬自己的身体,如果把自己饿成难民样,体内不复有营养,虫子自然会弃他而去。据说他当年的痔疮竟然真的是饿好的。

前文表明:疾病可能通过对重要历史人物的影响来改变历史。但疾病也可以通过对大众的重创来影响社会发展,比如欧洲历史上的黑死病、天花、伤寒、霍乱等等。

还是回头说痔疮。痔疮是人类特有的常见病、多发病。只有直立行走的高级脊椎类动物——人才得痔疮。这是因为在大自然的生物中,直立的人和爬行类动物的一个很重要的区别就是两者的肛门部的血管分布和肛门的张力是不同的。人类痔疮的发病率特别高,据有关普查资料表明,肛门直肠疾病的发病率为 59.1%,痔疮占所有肛肠疾病中的 87.25%,而其中又以内痔最为常见,并且女性的发病率略高于男性。因此,不但有"十人九痔"之说,而且还创造了许多与痔疮相关的词语,如"痔同道合"、"有痔青年"、"有痔不在年高"等等,足见其普及程度。

　　早在夏商时期的甲骨文中,就有关于痔疮的记载。后来《说文解字》中所说的"后病"及《增韵》中所说的"隐疮"都是指痔疮。2000多年前的《黄帝内经》最早阐述了痔疮的主要成因。如《素问·生气通天论篇》中说:"因而饱食,筋脉横解,肠澼为痔。"从此奠定了认识痔疮的理论基础。随着时间的推移,历朝历代对痔疮的认识逐渐加深,依据不同标准,给出了许多种分类。特别是在隋唐时期的《外台秘要》中,除将痔分为九种外,又科学地按部位将痔分为内痔和外痔,比西方医学论述内、外痔早1000多年。

　　中国历代先人们也创造了"丰富多彩"的治疗痔疮的方法。晋代《针灸甲乙经》系统阐述了针灸治疗痔疮的疗法;唐代的《备急千金要方》和《千金翼方》中,介绍了动物脏器治疗痔疮的方法;宋代《太平圣惠方》中首创枯痔钉疗法等等。当然,中国古代的痔疮治疗方法中流传下来最多的还是中药疗法,各种方剂不胜枚举。比如始创于1684年的同仁堂的"痔疮止血颗粒"就是其镇堂秘方之一,在清朝康熙二十三年即成为朝廷的供奉御药,曾为八代皇帝的屁股保驾护航。

　　现代医学对痔疮的认识进一步深入,但痔疮的病因尚未完全阐明。一般认为痔疮产生的因素是复杂的,可能是多种因素相互作用的结果,比如生理结构的缺陷和直立体位、便秘、感染因素、妊娠与分娩、肛门括约肌松弛、门静脉高压、肿瘤、遗传因素等等。

　　目前治疗痔疮的方法很多,可归纳为非手术疗法和手术疗法两大类。非手术疗法是指内服药、外用药、栓剂、熏洗等方法。此外,扩肛疗法、针灸疗法、自我按摩和气功疗法等也属于非手术疗法的范畴。手术疗法是指枯痔法、注射法、结扎法、套扎法、切除法、冷冻法、红外线照射法、激光及其他疗法等。

人类第一杀手

——感冒小传

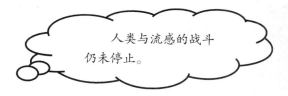

人类与流感的战斗
仍未停止。

　　按照武侠小说的逻辑，真正的高手往往外表普通，隐藏于市井之中，多为引车卖浆之流；真正致命的招数每每很简单，却非常实用，一招制敌。如果要问，在人类的疾病史上，哪一种病最古老、最致命、危害最大？多半会有人回答是癌症、瘟疫、艾滋病、心脑血管疾病等等，很少有人会想到答案是——感冒。我们看似普普通通的感冒，才是夺走人类生命最多的疾病。即便公布了答案，也会有好多人嗤之以鼻：我每年都感冒好多次，最多住院，打吊瓶，现在还不是活得好好的，纯粹是胡扯！

　　你别不相信，我还不和你争，读书人讲求以理服人，看你在下面的事实面前还怎么说？

　　有关专家说："自人类有文字记载以来，人类历史有多长，感冒历史就有多长。"我说：这是一句正确的废话，只考证出这一结果的专家不要也罢。

感冒通常可分为两种：一种是普通感冒，其病原体复杂多样，多种病毒、支原体和少数细菌都可以引起感冒，一年四季均可发生，还可称作上呼吸道感染(俗称伤风)，是最常见的疾病之一；另一种是流行性感冒，俗称流感，是由流感病毒引起的急性呼吸道传染病，主要通过空气飞沫经呼吸道传播，发病没有诱因，一年中不会多次发病。它最大的特点是发病快、传染性强、发病率高。春寒交替的季节是流感容易肆虐的时候。

普通感冒如无并发症一般经一周后即使不用药也能痊愈。而流感则不同，流感是一种严重危害身体健康的呼吸道传染病，它会引起病毒性肺炎、细菌性肺炎、心肌炎、脑膜炎等。今天我们不会认为流感是一种致命的疾病，除非是老年人或者已经有病的人得了流感。但是，本文所要说的第一杀手，指的就是流感，针对的是流感的致人死亡数这一指标。

在人类历史上，流感曾经疯狂肆虐。据记载，流感大流行最初发生于公元9世纪，具体死亡人数不详。从1580年开始，人类首次对流感暴发有详尽记载，流感的大暴发呈现周期性特征，一般为二三十年暴发一次，最长的间隔为39年。危害最大的是20世纪以来的五次世界性大流行，分别发生于1900、1918、1957、1968和1977年。

其中，1918—1919年暴发的流感是人类历史上最具破坏力的一次流感暴发，在全球范围内约有一半人感染，2000万～4000万人死亡。这次流感最初从美国开始，因在西班牙出现病患大规模死亡而被称为西班牙流感，也被称作"西班牙女士"(Spanish Lady)。要知道1918年是第一次世界大战终结的年头，整个战争造成了850万人死亡，和西班牙流感的杀伤力比起来真是小巫见大巫了。流感暴发之前的1917年美国人均寿命大约51岁；到了1919年，人均寿命仅有 39 岁。流感病毒在一年中吞噬了 50 万美国人的生命,在这场流感之后,美国人的平均寿命下降了 10 岁。

据最新研究,"西班牙流感"病毒,其实是禽流感病毒的一种类型,与我们现在所熟知的在亚太地区肆虐的禽流感 H_5N_1 病毒一样,都是先在鸟类身上发生的。

随后,1957—1958 年暴发亚洲流感,全世界发病率高达 15%～30%,全球至少 100 万人死于这场灾难。1968—1969 年暴发香港流感,波及世界 55 个国家和地区,造成全球 150 万～200 万人死亡。1977—1978 年暴发俄罗斯流感等。历次流感都给人类生命财产和经济发展带来灾难性打击。

我国是流感的多发地,每年流感发病数估计可达上千万人。1953～1976 年已有 12 次中等或中等以上的流感流行。1957 年、1968 年和 1977 年三次大流行的毒株均首发于我国。即便是医药科技发达的现在,根据世界卫生组织发表的公告显示,流感在 2006 年至少对全世界人口中的 6 亿～12 亿人造成影响,因为流感导致死亡的人数为 25 万～50 万人,病死率高达 8%～10%。

可以说,漫长的人类医药历史,始终拿感冒病毒无可奈何,它是无药可医的。只能靠本人的免疫系统产生抗体,慢慢消灭病毒,吃药只是为了减轻症状。但由于药物的发展,它的危险性已减轻。现在应用疫苗可以预防某些类型的流感,而用抗生素治疗可减轻该病的危害。

日前,美国医学专家声称已研发出全球首见的新流感药。而且是第一种藉消灭病毒来治疗感冒的药物,曙光已初现。同时,不好的消息也传来,全世界知名的 200 多位传染病学专家在一项国际会议中一致指出:这个星球可能招致一种新的世界性流行性感冒侵袭。

根据一个多世纪流感的暴发规律,加之 H_5N_1 禽流感的出现,我们仍需要提高警惕。

可以确定的是:人类与流感的战斗仍未停止。

Chapter 6
大 史 记

医德史大事年表

约公元前 1900 年

古巴比伦《汉谟拉比法典》，最早规定医生的刑事和民事责任的文献。其中有"若医生用铜制柳叶刀施行手术，将患者治死，或在切开脓肿时毁坏了眼睛，则罚以断手之罪"。

公元前 1100 年

中国西周时期，确立了一整套医政组织和医疗考核制度：置医师，掌医之政令；又分医学为疾医、疡医、食医、兽医等，为医学分科之始。

公元前 541 年

"上医医国",《国语·晋语八》记载:秦国名医医和提出"上医医国,其次医疾,故医官也"。

公元前 460(或 459)—前 377 年

古希腊,希波克拉底(Hippocrates),被称为"医学之父",著有《希波克拉底文集》,最著名的是《希波克拉底誓言》,为医生职业团体在道德观念上最古老的历史文件。

"一切为了患者的利益。"

"医生的岗位就在患者的床边。"

约公元前 372—前 289 年

孟子,战国时期的思想家,提出"医乃仁术"。儒家要求医生在诊疗疾病时,应有"如临深渊、如履薄冰"的惕厉,孟子说:"无伤也,是乃仁术。"(《孟子·梁惠王上》)这是中国古代医学道德最著名的概括。既表明医学技术是"生生之具、活人之术",又体现中国古代医生的道德信念,通过行医施药实现仁者爱人、济世救人的高尚理想。这个思想具有普遍约束力,可谓公认的准则。

约公元前 3 世纪

古罗马,罗马人制定了卫生法规,称"十二铜表法"。罗马在早期就设置了"医务总监",负责对医生进行考试,批准开业医生,并对医生业务进行监督管理。

公元 30 年

意大利,塞尔萨斯,著有《论医学》,是首部以印刷术出版的医学专著。《论医学》是西方最早的拉丁文医籍,是除《希波克拉底文集》以外现存最早、最具影响力的古代医学专著。

"(医生)诚挚地承认自己所犯的过错对于一个有大智的人是当然的。"

公元 581—682 年

孙思邈,中国唐朝,在其《备急千金要方》第一卷中有《大医精诚》一文,为中国古代论述医德的一篇极重要文献,为习医者所必读。

《大医精诚》论述了有关医德的两个问题:第一是精,亦即要求医者要有精湛的医术,认为医道是"至精至微之事",习医之人必须"博极医源,精勤不倦";第二是诚,亦即要求医者要有高尚的品德修养,以"见彼苦恼,若己有之"感同身受的心,策发"大慈恻隐之心",进而发愿立誓"普救含灵之苦",且不得"自逞俊快,邀射名誉"、"恃己所长,经略财物"。

公元 9—13 世纪

意大利,萨勒诺医学校,"希波克拉底之国","医师的摇篮",最早有系统的医学教育机构,讲求医学的非宗教性,不同宗教不同国籍的人为了一个共同的目标在一起工作。

萨勒诺医学校对教师的要求很严格,不仅必须熟悉希波克拉底和盖仑的医学理论与经验,还必须能参与临床治疗患者。

公元 1268 年

中国颁布卫生法规,设官医提举司掌医户差役词讼。令各路荐举,考试儒吏(法医),执掌卫生法规。禁售乌头、附子、巴豆、砒霜等剧毒药品,禁卖堕胎药,禁止乱行针医。因医死人,必须酌情定罪。

公元 15 世纪

中世纪后期,欧洲已有管理医业的法令,没有执照的私人开业者将受到严格的惩处;医生未经别的同业医生会诊,禁止对患者的预后做出重大决定,即使是合理的也不行;任何一位医生当众诽谤别的医生,应处以罚金。

有人的墓志铭:"我的死亡是由于医生太多!"

公元 1727 年

清代刑律规定:凡庸医为人用药针刺,因而致死者,责令别医辨验药饵、穴道,如无故害之者,以过失杀人论,不许行医;若故违本方,诈疗疾病,而取财物者,计赃准窃盗论;因而致死,及因事故用药杀人者斩。

公元 1772 年

英国 John Gregory 出版了《关于医生责任和资格的讲义》。

公元 1801 年

皮尼尔提倡以人道主义治疗精神病患者。

公元 1803 年

英国医生、哲学家和作家 Thomas Percival，出版《医学伦理学》，主要是为了防止和解决医院内部纠纷，其中的宗教色彩已大大减弱，医德开始了科学化和世俗化的进程。Percival 最大的贡献是为美国医学会 1847 年首次的伦理学法典提供了样本。

公元 1847 年

美国宾夕法尼亚州的费城召开大会，成立了美国医学会，目的是医学教育与医疗规范。大会做了 3 件事：指派医学教育委员会、建立最低医学教育标准和发布《美国医学会医学专业规范法典》（AMA Code of Medical Ethics）。

公元 1903 年

将 1847 年发布的《美国医学会医学专业规范法典》的名称改为

《医学专业规范原则》(The Principles of Medical Ethics)。1922 年,美国医学会司法委员会修订《医学专业规范原则》,宣布通过医生表达患者的要求是非法的(outlaw),此规定一直沿用至 1980 年。

"治病救人是医学的最高目的。"

公元 1939 年

白求恩医生逝世于中国河北省完县。1941 年,毛主席为延安中国医科大学题词"救死扶伤,实行革命的人道主义"。

公元 1948 年

世界医学会根据《希波克拉底誓言》制定了《日内瓦宣言》。

公元 1950 年

中国第一届全国卫生会议召开,制定"面向工农兵"、"预防为主"、"团结中西医"为卫生工作的三大方针。

公元 1951 年

中华人民共和国卫生部公布《医院诊所管理暂行条例》、《医院诊所管理暂行条例实施细则》、《中医诊所管理暂行条例》及其实施细则。

公元 1998 年

《中华人民共和国执业医师法》通过,自 1999 年 5 月 1 日起施行。

中国改革开放三十年
医药科技大事记

如果要盘点一下医药科技领域 30 年取得的成绩,那将是一个浩大的工程,30 年,太多的医事发生了。

既然尽数道来不可能,那么,有没有什么指标可以衡量这 30 年的成效呢?当然有,那就是人均寿命。1978 年统计中国人均寿命是 68 岁多;而 30 年后,世界卫生组织《2007 年世界卫生报告》显示,中国男女平均寿命分别为 71 岁及 74 岁。

虽然事件众多,如果一定要做个盘点的话,过去的 30 年中,即便是非医药界人士还是会对每一年的那么几件事激动不已。

改革开放开始那一年,1978 年,上海研制成功了陶瓷全髋关节;脊髓灰质炎糖丸疫苗效果显著。

1979 年,上海第六人民医院骨科研究手缺损再造术成功;"广东I 型"生物心瓣膜制成。

1980 年,中国查清 9 种常见恶性肿瘤的死亡情况和分布特征,并在肿瘤病因和预防研究方面获得进展;世界卫生组织核定承认中国为天花彻底消灭国家之一。

1981 年,抗淋巴细胞球蛋白在武汉研制成功;中国第一株人体肺腺癌细胞系 SGC-7901 体外培养成功;黑龙江 18 万儿童服用亚硒酸钠,经两年观察,确认该药为防治大骨节病较理想药物。

1982 年,国内首次发现血液嵌合体;我国湖沼地区 102 个血吸虫病流行县,有 49 个消灭了血吸虫病;在世界范围内首次发现血红蛋白"武鸣—文昌"和"沈阳"两种血红蛋白的新变形。

1983 年,针麻用于前颅窝手术通过鉴定;武汉医学院从患者血液中分离出世界上第一株 22A 型肺炎双球菌;乙型肝炎免疫球蛋白研制成功;上海长征医院、光华医院用国产人造膝关节进行置换术,使 20 多位患者恢复行走功能。

1984 年,中国制成抗绿脓杆菌的冻干免疫血浆;中国第一台能测定微细血管中血流速度的激光多普勒显微镜在上海研制成功;武汉成立中国第一个器官移植病房;我国首例同种异体睾丸移植成功;南京部队总医院分离出国内第一株军团病杆菌;中国何葆光小组研制乙型肝炎基因工程疫苗。

1985 年,广州南方医院引进国内第一台磁共振(MRI)机;北京积水潭医院发明大张异体皮加微粒自体皮播散植皮法,使我国大面积烧伤的救治水平上了一个新台阶。

1986 年,青蒿素获一类新药证书;青蒿素是我国得到国际承认的唯一抗疟新药,该药对脑型疟疾和抗氯喹疟疾具有速效和低毒的特点,已成为世界卫生组织(WHO)推荐的抗疟药品。

1987 年,屠呦呦因成功提取青蒿素获得国际"阿尔伯特·爱因斯坦"科学奖;中国兰州军区总医院为左手腕部断离 54 小时的女学生行断肢再植术,获得成功,打破了国际断肢 36 小时后再植成功的记录。

1988 年,中国徐利礼等获得异体试管婴儿;中国第一例试管婴儿郑萌珠在北医三院出生,女婴出生时体重 3900 克,身长 52 厘米。

1989 年,中国范必勤研制出试管奶牛;由总后卫生部组织的全国大规模脑血管流行病学实地调查取得重大成果,绘制出《中华人民共和国脑血管发病率、患病率、死亡率分布地图集》。

1990 年,"生命登月计划"人类基因组计划启动,该计划长达 13 年,有包括中国在内的多个国家参与,计划研究 2 万～2.5 万个人类基因的功能并测序。

1991 年,我国首例腹腔镜胆囊切除术由云南曲靖医院荀祖武医生施行并获得成功。

1992 年,甲肝减毒活疫苗研制成功并投产;我国艾滋病研究获可喜进展,首次在国际上发现艾滋病病毒包涵体,首次从Ⅷ因子制剂中分离出艾滋病病毒,中草药治疗艾滋病取得可喜苗头;我国首例宫腔配子移植婴儿诞生,首例赠卵试管婴儿诞生;上海中山医院运用胃肠外营养创造奇迹:无小肠孕妇成功分娩。

1993 年,我国人类基因组研究启动;世界首例双下肢再植术在沪获成功;黄士昂发现人类骨髓共同干细胞;国际首例腹腔镜下肝癌切除术在第二军医大学东方肝胆外科医院获成功。

1994 年,我国人类基因组获五大进展;我国首例人体异体小肠移植术成功;我国人工合成麝香。

1995 年,我国药植、药化和临床工作者 12 年合力攻关,抗癌特效药紫杉醇研制成功;首都医学科研人员协力攻关,山东姑娘杨小霞"怪病"之谜揭开,实验室研究证实,杨晓霞患的是多种细菌协同性坏疽病。

1996 年,浙江医科大学肿瘤所经过 5 年潜心研究,首次发现两个新大肠癌相关基因,为从分子水平深入研究大肠癌发生及其癌变过程提供了新资料;国内开展异基因外周血造血干细胞移植治疗白血病取得了重要进展;北医大微生物系和中国药品生物制品检定所协作,从分子生物学水平上证实我国存在庚肝病毒 C 型感染。

1997 年,三种流行性出血热灭活疫苗研制成功,保护率达 94% 以上;我国人类基因组研究成果丰硕,汉族及几个少数民族的 733 个永生细胞系建立;首次克隆出典型遗传病基因;我国微侵袭立体定向技术跨上新台阶,医用机器人走上手术台;世界首台旋转式伽马刀在我国研制成功,并获准进入国际市场,从而实现我国大型医疗器械设备参与国际竞争的目标。

1998 年,我国疾病相关基因的发现及转基因动物技术获重大突破;我国艾滋病流行病学调查取得大量科研数据——查明传入源,理出传播链,绘制出分布图;我国发现第七种肝炎病毒并完成其全基因克隆和序列测定。

1999 年,我国在转基因技术、基因研究和基因治癌方面获得新进展,如转基因猪皮用于皮肤移植等。我国大型精密医疗器械研制取得重大进展,如国产超声聚焦刀、高能超声体外聚焦热疗机和新一代螺旋 CT 扫描机。

2000 年,我国基因组研究取得重要进展,包括陈竺等人的"维甲酸诱导急性早幼粒细胞白血病细胞分化的基因表达调控网络研究"和"人下丘脑-垂体-肾上腺轴基因表达谱研究及其新基因全长 cDNA 的克隆"两项人类基因研究;金奇等人在世界上率先完成痢疾杆菌福氏 2A-基因组遗传密码破译,这是我国完成的第一个最大生物体完整基因组序列测定;上海第二医科大学曹谊林等人运用组织工程研究技术,在动物身上成功复制人体软骨、颅骨和肌腱;第一军医大学南方医院完成亚洲首例双前臂异体移植术。

2001 年,人类基因组计划获系列进展,人类基因组图谱及初步分析公布,中国承担的"1％项目"提前两年绘制完成;第三军医大学"肝胆管结石及其并发症的外科治疗与实验研究",针对不同病因设计了不同的外科治疗手段,远期疗效优良率从 10％提高到 87.1％,该成果获国家科技进步一等奖,填补了连续 4 年国家科技进步一等奖医药方面的空白;解放军 304 医院在世界著名医学杂志 *Lancet* 上发表论文,率先在国际上报告人体应用表皮生长因子治疗皮肤溃疡后发现,表皮细胞存在逆分化现象。

2002 年,我国经过数十年努力,一举甩掉"麻风"帽子。麻风病研究获 2001 年度国家科技进步一等奖;鼻咽癌易感基因被定位,这是由我国科学家领衔、中美合作完成的研究成果,发表在 *Nature Genetics* 杂志;北京宣武医院等专家采用中西医结合疗法,成功救治颅脑严重损伤的香港凤凰卫视主持人刘海若。

2003 年,SARS 突袭我国,国务院防治非典指挥部科技攻关组组织全国优势科研机构、医疗单位和企业联合攻关,在 SARS 病原学、临床诊断、中西医结合与血清治疗,及动物模型、疫苗、生物防护装置等方面取得可喜进展;我国航天医学研究在航天员选拔、航天环境适应性训练、心理训练及航天员医监医保全过程跟踪等方面取得系列成果,为我国首次载人航天提供了强有力的医学保障;国家人类基因组南方研究中心钩端螺旋体基因组研究成果刊登在 *Nature* 杂志;同济大学发现家族性房颤致病基因,论文发表在 *Science* 杂志。

2004 年,我国 SARS 研究取得重大进展,率先在世界完成 SARS 灭活疫苗I期临床试验,国际上首个 SARS 病毒血清抗原检测试剂盒获准上市；我国自行研制的艾滋病疫苗获准进入Ⅰ期临床试验；揭示艾滋病发病新机制的论文发表在《科学》(Science)杂志上，引起全球关注；中国医学科学院绘制出首幅"中国人死亡原因地图"，详细描述了过去50年，特别是近10年中国城乡居民死因分布特点和流行变化趋势，为我国制定公共卫生目标和科研方向提供了重要的基础信息；北京大学、中国医科院等院校证实，非免疫细胞也能产生免疫球蛋白。

2005年，我国人禽流感防治科研取得进展，首次确诊人感染高致病性禽流感病例，人用禽流感疫苗获准进入Ⅰ期临床，2005年人禽流感诊疗方案(修订版)出版；我国航天医学科技人员在医学监督和医学保障等方面实现了多项技术创新，为"神舟六号"载人航天飞船首次实现多人多舱航天飞行提供了有力的科技支持。

2006年，在全国科技大会上，中国科学院院士、著名肝脏外科专家吴孟超教授荣膺国家最高科技奖，成为自2000年该奖设立以来中国医药卫生界获此殊荣的第一人；我国建立大规模人胎肝基因表达谱；第四军医大学西京医院完成我国首例、全球第二例"换脸术"，即"颜面部复合组织异体移植术"；科学技术在食品药品安全事件检测和处理中发挥支撑作用，在"福寿螺"、"红心鸭蛋"、"多宝鱼"、"欣弗"、"齐二药"等事件的发现和处理中，科技工作者提供了重要的科学依据，发挥了重要的作用。

2008年，我国高致病性禽流感病毒人用疫苗株研发成功；国务院原则通过《人体器官移植条例》；卫生部新闻发言人回应"茶水尿液"事件，呼吁媒体尊重科学；国产青蒿素类抗疟联合制剂首次通过WHO资格预认证；首个完整中国人基因组图谱绘成。

2008年，医改方案初稿出台；抗震救灾新思路纳入医改方案；北京2008奥运医疗保障赢得"金牌"；三鹿奶粉事件患儿医疗救助。

致　　谢

坐在电脑前安静地写作是我一个人的事。
能够让我坐在电脑前安静地写作却是许多人的事。

这许多人就是我要感谢的对象,他们是:

供我衣食的父母:慕秀德、董德珍。
相濡以沫,红袖添香的妻子倪卫红。
丁香满园,香气四溢的李天天、李冬梅。
谁丢了的花儿,我的同事胡怡芳。
······
当然还有给你健康的《健康报》编辑吴卫红。

顺祝刘文怡同学高中高兴,高考高中。

慕景强

2012 年 8 月 8 日杭州

216